Erste Hilfe für Hypochonder

Erste Hilfe für Hypochonder

von James Gorman

Illustrationen von
Henry R. Martin

Tomus Verlag München

Vorwort

Wenn Sie einer dieser leidensunfähigen guten Menschen sind, die ein besonderes Anliegen darin sehen, alten Damen beizustehen, die auf Glatteis ausrutschen, und die händeringend auf einen Lawinenabgang warten, um dann nach den Opfern zu buddeln, ist dieses Buch nichts für Sie! Treten Sie dem Bund der Samariter bei oder spenden Sie dem Roten Kreuz Ihr Blut – Unmengen!

Dieses Buch ist für Leute, die genug Sorgen mit sich selbst haben – mit Wirbelsäulensyndromen, mit Krebs, mit den ewigen Herzanfällen –, Leute, die sich nicht an Rettungsaktionen für in Bergnot geratene Alpinisten beteiligen müssen, um ein Gefühl dafür zu bekommen, mit dem Tod um ihr Leben zu würfeln – geschwollene Drüsen sind gefährlich genug.

Diese Menschen sind Hypochonder. Und das heißt, daß sie – oder besser gesagt: wir, denn ich zähle mich auch zu ihnen – um die eigene Gesundheit besorgt sind. Lassen Sie sich nicht von all dem Unsinn beirren, die Hypochondrie sei eine morbide, übertriebene und deshalb überflüssige Besorgnis um Körper und Gesundheit. Ist es etwa krankhaft, stechende Schmerzen in der Brust für einen Vorläufer des Herzinfarktes zu halten? Ist es übertrieben, wenn man darauf besteht, daß die eigene Frau ihre Pinzette reinigt und desinfiziert, bevor sie einem einen Splitter aus dem Zeh pult? Ist es etwa zuviel Vorsicht, wenn man seinen Körper Tag für Tag unter dem Aspekt überwacht und kontrolliert, ja keines der Warnsignale zu übersehen, die auf Krebs hindeuten? Ich sage nein und nein und nochmals nein! Selbst übertriebene Vorsicht bei der Gesundheitsvorsorge ist kein Fehler. Medizin beginnt wie Nächstenliebe zu Hause. Wenn Sie nicht selbst auf Ihren Körper aufpassen – andere tun es erst recht nicht.

Natürlich werden auch Sie vor allem Ärzte zur Lösung ihrer Gesundheitsprobleme heranziehen wollen. Aber zum einen sind sie lachhaft teuer und manchmal geradezu beleidigend – zum anderen kann man sie selten nachts um zwei Uhr erreichen, genau zu dem Zeitpunkt nämlich, an dem man gewöhnlich realisiert, daß man im Begriff ist, kläglich an Leberkrebs zu sterben. Hier schließt unsere „Erste Hilfe" eine lebensbedrohliche Lücke!

Ich fühle mich in tiefer Schuld für die Hilfe bei der Erarbeitung dieses Buches, die mir durch die Kritik mir bekannter Hypochonder zuteil wurde. Um sie zu schützen, sind alle Fakten im Buch geändert worden. Lediglich die Namen der Krankheiten blieben unverändert. In ebenso tiefer Schuld bin ich bei vielen Ärzten. Trotzdem hat kein Arzt in irgendeiner Weise zu den Erkenntnissen dieses Buches beigetragen. Alles, was ich über Medizin weiß, habe ich mir selbst beigebracht oder ist das Ergebnis schmerzvoller Erfahrungen.

J.M.G. New York, 1982

Inhaltsverzeichnis

Einführung

Ein Hypochonder ist ein Mensch, der sich Sorgen um seine Gesundheit macht – oder besser gesagt: um seine Krankheiten. Andere Menschen verbringen viel Zeit in dummer Sorge darüber, wie sie gesund bleiben können. Sie überlegen, ob sie Marathon-Läufe mitmachen sollen oder ob es besser ist, Gras zu essen, damit sie regelmäßig Stuhl haben. Hypochonder wissen – obwohl auch sie dummen Besorgnissen nachgeben – tief in ihrem Innersten, daß es unmöglich ist, Krankheiten zu vermeiden.

Wenn Ihr Körper Sie nicht urplötzlich im Stich läßt, indem er sie mit einem Herzinfarkt konfrontiert, können Sie sich darauf verlassen, daß Chemikalien und Radioaktivität Krebs in Ihnen erzeugen. Wenn Sie nicht von Rheuma oder von Herpes gepeinigt werden, verstauchen Sie garantiert Ihren Fuß, ziehen sich eine tiefe Fleischwunde zu, eine Quetschung oder Schürfwunden. Die Welt wimmelt nicht nur von Gift und Bakterien, sondern auch von scharfkantigen Gegenständen und steinharten Oberflächen, auf die man fallen kann. Was auch immer Sie für Ihre Gesundheit tun – Sie werden keinen Erfolg damit haben.

Hypochonder wissen, daß die Erde ein teuflisch gefährlicher Aufenthaltsort ist und sind ständig von neuem darüber verwundert – wie Recht sie haben! –, daß sie überhaupt noch am Leben sind. Sie erwarten, krank zu sein. Ihre einzige Frage ist: „Was stimmt heute wieder nicht mit mir?“

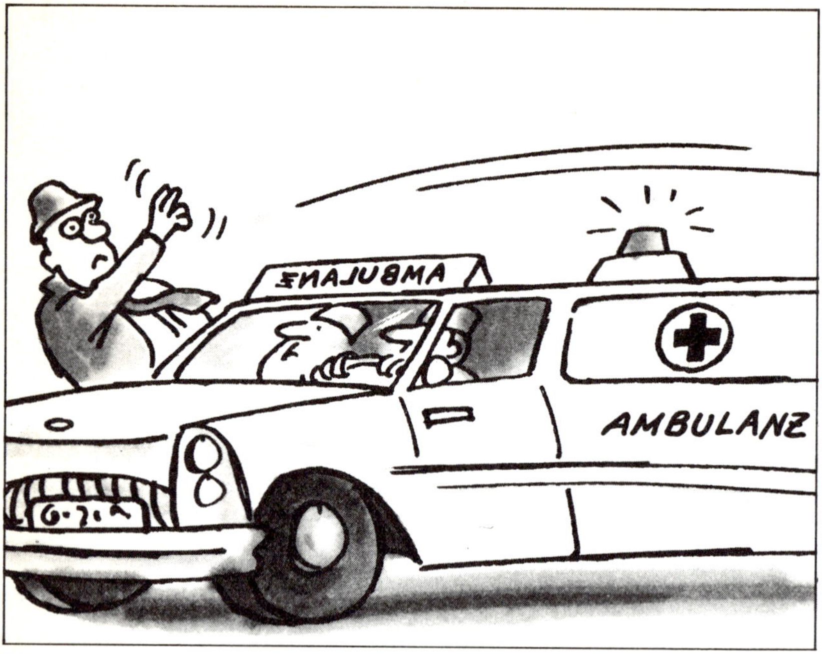

Wie man einen Krankenwagen bestellt

Dieses ständige Bewußtsein der Risiken des Lebens und des Überhandnehmens der Krankheiten fördert subtile Sensibilität gegenüber den Signalen des Körpers. Oft ist das der Grund für den Hypochonder, sich ein fundiertes medizinisches Wissen anzueignen. Keine Krankheit ist zu schwer, kein Symptom ist zu unbedeutend. In der Tat ist schließlich jede Reaktion des Körpers verdächtig. Der Hypochonder weiß, daß der Körper still sein sollte wie ein gut erzogenes Kind bei Tisch. Wir alle wissen, daß wir Knie haben – aber wir erwarten nicht, daß sie sich bemerkbar machen!

Hypochonder mißtrauen genauso allen inneren Regungen. Schließlich kennt man Leute, die eine Gefühlsaufwallung mit einem tödlichen Fieber verwechseln oder für eine Persönlichkeitsspaltung gehalten haben. Aber Hypochonder spielen Symptome nicht hoch. Einer, der sagt er blute, obwohl das gar nicht stimmt, leidet unter Psychosen, ist aber nicht hypochondrisch. Ein echter Hypochonder wird selbstverständlich den Begriff „er hämorrhagiere" benutzen, wann immer er Blut sieht.

Wegen ihrer Lebensauffassung werden Hypochonder mit vielen, vielen medizinischen Notfällen konfrontiert und haben daher ein bislang unbefriedigtes Verlangen nach ihrem eigenen Handbuch der Ersten Hilfe, das ihnen hilft, mit Notfällen aller Art fertig zu werden.

Die meisten Erste-Hilfe-Bücher befassen sich mit Ertrinkenden, mit Leuten, die bei Autounfällen zermanscht wurden oder mit Wanderern, die in der Wüste von einer Klapperschlange gebissen worden sind. Dieses Buch unterscheidet sich davon vollständig. Es behandelt zwar auch Schlangenbisse, aber nur die ungiftigen. Vor allem aber belehrt es Sie nicht darüber, wie Sie für andere Menschen sorgen sollen. Kein wahrer Hypochonder hat Zeit für andere Kranke oder Unfallopfer. Und von Kranken und Unfallopfern haben sehr wenige Zeit für Hypochonder. Als Hypochonder ist man ganz auf sich allein gestellt. Dieses Buch sagt Ihnen, wie Sie auf sich selbst aufpassen können, wenn alle anderen Sie dick haben.

„*Erste Hilfe für Hypochonder*" verrät Ihnen, was Sie tun müssen, wenn Sterne vor Ihren Augen tanzen und Sie annehmen müssen, an einem Hirntumor zu leiden. Es unterrichtet Sie, wie Sie kleinere chirurgische Eingriffe an sich selbst ausführen können und auf diese Weise das Geld für Arztrechnungen sparen. Das Buch klärt Sie auf, wie hoch das Trinkgeld für einen Arzt angesetzt werden muß, wie Sie herausfinden können, ob Sie unter Elephantiasis, dieser gräßlichen, unförmigen Verdickung von Haut und Unterhautzellgewebe, leiden. Sie lernen außerdem, wie man einen attraktiv aussehenden Verband anlegt, wie man am besten in der Öffentlichkeit seinen Puls kontrolliert und wie man mit der Arroganz der Gesundheits-Chauvis fertig wird, die meinen, wer leidend ist, sei ein weiblicher Schwächling.

„*Erste Hilfe für Hypochonder*" gibt nicht allein Anweisung, wie man Wattebäusche auflegt oder Mundwasser zubereitet, es unterweist auch in einem besonderen Stil, einer Lebensart, die Sicherheit, Zuwendung anderer und vielleicht sogar medizinische Hilfe erwarten läßt. Genau zu wissen, wie man in gewissen Augenblikken wirkungsvoll stöhnt, kann so lebensrettend sein wie der „Heimlich-Handgriff".

Allgemeine Grundsätze der Ersten Hilfe für Hypochonder

1. Jede Art von Krankheit ist so gefährlich wie radioaktive Strahlung. Die geringste Dosis kann auf Dauer tödlich sein. Jede Erkrankung, jede Verletzung, vom Nietnagel bis zum Kratzer, stellt einen direkten Angriff auf den Körper dar und muß äußerst ernst genommen werden.

2. Die „Domino-Theorie": Bekanntlich zieht der Fall eines Körpers beim Domino-Spiel den Fall eines anderen nach sich, bis die ganze Chose darnieder liegt. Beim menschlichen Körper ist das nicht anders. Eine Stirnhöhlenvereiterung kann zur Angina führen, eine Angina kann chronisch werden. Die chronische Angina schlägt auf die Herzklappen, die dadurch derart geschädigt werden können, daß zu guter Letzt die operative Transplantation eines Spender- oder Kunstherzens die einzige Rettung ist. Eine ordinäre Erkältung kann sich auf die Lunge schlagen und sich zu einer Pneumonie verschlechtern (sagen Sie niemals Lungenentzündung, das ist ein Laienausdruck!!), was das heißt, wissen Sie; die Verbindung von Pneumonie und Herzverpflanzung bedeutet das Ende!! Krankheit ist so gefährlich wie der Kommunismus; beide müssen mit Stumpf und Stiel ausgerottet werden, wo immer sie auftreten. Man muß sie stoppen, mit allen Mitteln, die zur Verfügung stehen.

3. Erscheinungsbild und Realität. Nichts ist, was es zu sein scheint. Eine kleine Schnittwunde am Finger ist beileibe nicht nur eine kleine Schnittwunde; es ist eine gefährliche Schwachstelle in der vordersten Abwehrfront des Körpers, der damit entscheidend im aufreibenden Kampf gegen den überhandnehmenden Schmutz und die Krankheiten der Außenwelt geschwächt wird. Ist die Haut einmal durchlöchert, kann jede Krankheit pfeilgerade in den Körper eindringen, – ohne zeitraubenden Umweg durch Mund oder Nase.

Allgemeine Anweisungen für die Erste Hilfe

1. Seien Sie allzeit bereit! Wenn die Leute auch lachen, weil Sie eine Eiserne Lunge in der Garage aufgestellt haben, – für alle Fälle. Das Prinzip ist richtig. Schließlich können Sie nicht voraussehen, wann Sie zu atmen aufhören.

2. Seien Sie geradehinaus. Es ist immer besser, gleich zu sagen: ,,Ich habe ein Magengeschwür", als darum herumzureden: ,,Ich glaube mir fehlt irgend etwas."

3. Behalten Sie Ihr Ziel im Auge! Wünschen Sie sofortige ärztliche Hilfe? Oder nur Aufmerksamkeit? Wollen Sie ein ruhiges Krankenzimmer oder nur eine Wolldekke und eine Tasse Tee?

4. Geraten Sie in Panik! Alle Anweisungen, nicht in Panik zu geraten, beruhen auf hoffnungsvollem Wunschdenken. Wenn unserem Körper etwas Grauenhaftes zustößt, merkt er das und sondert Adrenalin und andere Panik auslösende Hormone in die Blutbahn ab.

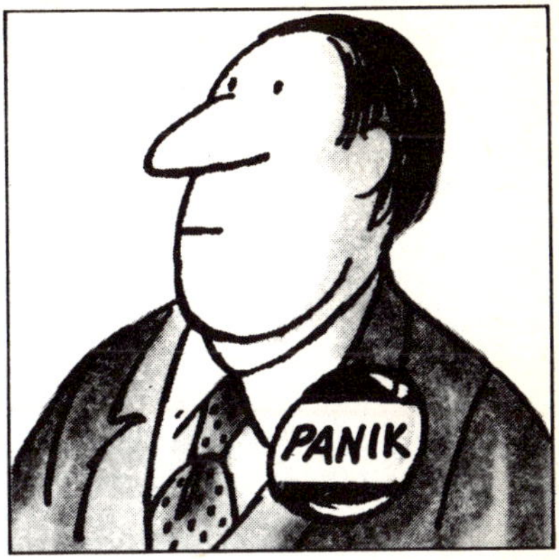

Panik ist keine Schande

Dann hat es absolut keinen Sinn, gegen den eigenen Körper anzukämpfen. Wenn Sie gerade in einen rostigen Nagel hineingetreten sind, wissen beide, Ihr Körper und Sie, daß Sie am Wundstarrkrampf sterben können. Lassen Sie sich nicht von den beruhigenden Worten anderer verrückt machen, die Ihnen lediglich die bittere Wahrheit vorenthalten wollen. Lassen Sie das panische Entsetzen in Wellen über Ihren Körper hinwegschwappen! Es hilft ihm, die Bakterien niederzukämpfen.

Wenn sofort gehandelt werden muß

1. Überzeugen Sie sich, daß Sie auch wirklich noch atmen!

2. Verbluten Sie nicht!

3. Bewegen Sie sich nur dann, wenn es unbedingt erforderlich ist (z. B. um aus der Reichweite eines Hundes oder Kindes zu gelangen, nachdem Sie von einem der beiden gebissen worden sind).

4. Schützen Sie sich vor Kälte! Halten Sie immer warme Pullover und reichlich Wolldecken für den Notfall bereit.

5. Dokumentieren Sie genau, was passiert ist! Fertigen Sie ein Protokoll an und fragen Sie auch andere um Sie herum, ob sie sich auch erinnern, daß die Muschelsuppe, die Sie mittags zu sich genommen haben, vergiftet war. Sichern Sie sich vorsichtshalber Essensreste von allen Speisen, die Sie zu sich nehmen, versiegeln Sie alles in sterilen Reagenzgläsern und beschriften Sie die Gläser unverwechselbar.

6. Machen Sie Notizen über Ihr generelles Erscheinungsbild. Sehen Sie gelb im Gesicht aus? Gelbsucht bedeutet stets etwas, auch wenn Sie gerade eine steile Treppe heruntergefallen sind. Sich blau verfärben bedeutet immer höchste Gefahr.

7. Sind Sie womöglich bewußtlos?

8. Schlägt Ihr Herz noch?

9. Übernehmen Sie die Leitung aller Rettungsaktionen, bis der Notarzt eintrifft. Wenn Sie die Leitung jemand anders überlassen, müssen Sie damit rechnen, daß man Ihnen sagt, Sie sollten einen Cognac trinken oder schlafen gehen. Leichtfertige Leute rufen sogar den Arzt an und bestellen ihn ab!

10. Sorgen Sie dafür, daß Sie Ihre eigene Diagnose und Ihren eigenen Behandlungsplan fertig haben, bis der Notarzt kommt.

Schnell eintretende Krankheiten

Das Beängstigende an unserem Körper ist, daß in jeder Sekunde irgendeine seiner Funktionen versagen kann. Dies gilt vor allem für das Herz. Natürlich, auch das Gehirn oder die Füße können plötzlich angegriffen werden, doch für die meisten Menschen sind beide nun einmal keine lebenswichtigen Organe. Das Herz aber ist es!

So besteht ein Hauptproblem für den Hypochonder darin, wie er das Leben mit einem derart unzuverlässigen und zum ständigen Verrat neigenden Körper überhaupt meistern soll. Wenn Sie erst einmal Ihren Puls gefühlt und seinen lächerlich zarten Schlag gespürt haben, an dem Ihr ganzes Leben hängt, wie könnten Sie nach dieser furchtbaren Erfahrung jemals den Gedanken an ein plötzliches Herzversagen verdrängen? Hier lautet die Antwort: Sie können und dürfen das niemals vergessen!!

Als Hypochonder müssen Sie immer und jederzeit damit rechnen, daß die Krankheit zuschlägt. Und dennoch werden Sie – wie ein Londoner während des Weltkrieges beim Bombenangriff – vom blitzschnellen Angriff auf Ihr Herz völlig überrascht werden. Alles was Sie tun können, ist ständig auf der Hut zu sein. Wie die Europäer im Krieg, die niemals die Sirene überhörten, dürfen Sie niemals ein Symptom übersehen. Sie leben in einem ständigen Krieg mit der Krankheit. Sie müssen die Krankheit stets bekämpfen, in der Apotheke, in der Sprechstunde, in der Notaufnahme. Sie müssen den Feind zurückschlagen, – mit Waf-

Herzanfall

fen, Tränen und Schweiß. Niemals aber mit Blut, – wenn Sie bluten, haben Sie schon verloren.

Der beste Weg, auf der Hut zu sein, ist dauernde Pulskontrolle. Das gibt Ihnen natürlich keine Hinweise auf eine Blinddarmentzündung oder auf einen Gehirnschlag. Und es ist extrem schwierig, den Blinddarm oder das Gehirn ständig zu überwachen. Vom Blinddarm spürt und merkt man nichts, und das Gehirn mischt sich dagegen ständig in alles ein. In jedem Fall können Sie sich eher darauf verlassen, einen Herzanfall zu bekommen als von irgendeiner anderen Krankheit niedergeworfen zu werden. Halten Sie sich also am besten an Ihren Puls.

Wenn die Krankheit plötzlich zuschlägt – oder zuzuschlagen scheint –, sollte die erste Reaktion darin bestehen, daß Sie sich bewußtlos stellen. Das löst die Art von Aktivität aus, die andere Leute auf das Äußerste aufregt, besonders, wenn Sie in aller Öffentlichkeit zusammensackten. Das Wichtigste für den erfolgreichen Ablauf derartiger Aktionen, die Erste Hilfe erfordern: Entschuldigen Sie sich niemals! Nur wenn es Ihnen gelingt, die von Ihnen bevorzugte Retterin davon zu überzeugen, Sie lägen im Sterben, wird sie sofort mit Mund-zu-Mund-Beatmung beginnen, und wenn sich dann herausstellt, daß Ihre Schmerzen nur auf Blähungen zurückzuführen waren, zeigen Sie sich niemals beschämt. Das könnte nur dazu führen, daß sich Ihre Retterin mies zu fühlen beginnt. Sie würde sich sonst womöglich fragen, warum sie vor Ihnen auf den Knien lag und in Gegenwart aller der Leute Luft in Ihre Lungen blies. Erklären Sie ihr vernehmbar, sie hätte Ihnen gerade das Leben gerettet und drücken Sie ihr all Ihre Dankbarkeit aus.

Der Herzanfall

Es gibt viele verschiedene Arten von Herzanfällen. Die Ärzte neigen zwar dazu, sich nur auf den Anfall zu konzentrieren, bei dem das Herz tatsächlich zu schlagen aufhört oder bei dem eine große Herzarterie so verstopft ist wie die Autobahn bei Ferienbeginn. Das ist ein typischer Ärztestandpunkt – viel zu beschränkt für einen Hypochonder, der stets unter Herzanfällen leidet. Die Anfälle, über die Sie sich am meisten aufregen müssen, sind: ‚Der ganz große Anfall‘ und ‚die Rythmus-Störung‘.

Herzanfall

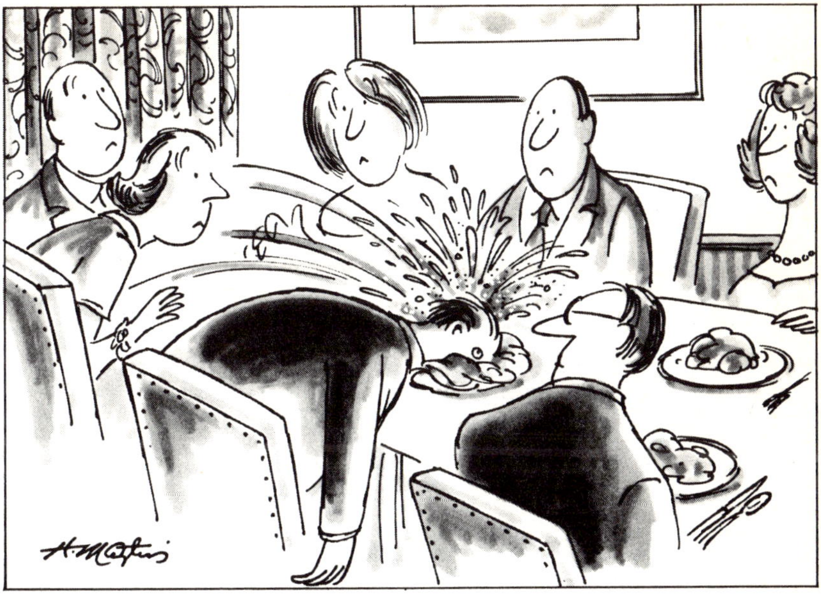

Erste Hilfe bei Herzinfarkt: Aufmerksamkeit erregen

Der große Anfall

Das war's dann, der letzte große Betrug des Körpers, der große Herzinfarkt, eine verstopfte Herzkranzader hält das Blut vom Herzen fern, ein Teil oder das ganze Herz stirbt ab.

In neunundneunzig von hundert Fällen, wenn Sie denken, der ‚ganz große Anfall' habe Sie erwischt, haben Sie sich geirrt! Machen Sie sich nichts daraus. Der entscheidende Punkt bei all den plötzlichen und tödlichen Krankheiten wie dem Herzinfarkt ist, daß sie zu schlimm sind, um sie zu ignorieren, auch wenn man sie gar nicht hat. Achten Sie daher genauestens auch auf die geringsten Symptome.

Der ‚ganz große Anfall' kann jederzeit zuschlagen und überall – zu Hause, im Bus oder bei einem festlichen Abendessen. Die Symptome sind immer die gleichen:

☛ Zeichen und Symptome

1. Ein furchtbarer Schmerz ergreift fast die ganze Brust und erstreckt sich manchmal

Herzanfall

bis in den Arm hinein. Die Art des Schmerzes ist genauso wichtig wie seine Intensität. Je größer das Gebiet ist, das er einnimmt, desto schlimmer ist der Anfall. Auch der Druck, den man spürt, ist von Bedeutung. Die Schmerzen der Herzanfälle sind sehr schwer. Bei einem bösen Anfall hat man das Gefühl, als habe ein Arzt die Tasche mit seinen Golfschlägern auf Ihre Brust fallen lassen.

2. Visionen von Fett. Hypochonder haben einen siebten Sinn für Colesterin, und oft sehen sie vor ihrem inneren Auge, wie es ihre Arterien verstopft. Diese Visionen treten während eingebildeter Herzanfälle besonders stark auf.

3. Angst. Sie ist mindestens so wichtig wie der Schmerz. Gelegentlich bleibt der Schmerz unbefriedigend, dafür ist die Angst um so stärker. Behandeln Sie die Sache wie einen massiven Herzanfall. Angst hat sich als Schutzmaßnahme über Millionen von Jahren bewährt. Wieso also sollten Sie Angst bekommen, wenn Ihnen gar keine Gefahr droht?

4. Das Gefühl drohenden Verhängnisses. Bekanntlich begleitet dieses Gefühl jede schwere Herzattacke. Wenn Sie also ein Gefühl haben, Ihren Herzspezialisten niemals wiederzusehen, suchen Sie ihn umgehend auf!

✚ Erste Hilfe

Eigentlich gehören zur Behandlung des ‚ganz großen Anfalles' ein Sauerstoffzelt, ein geschultes Team von Herzspezialisten und mindestens ein Chefarzt und drei Oberärzte, von Assistenten ganz zu schweigen! (Achtung, ein Campingzelt läßt sich leider nicht in ein Sauerstoffzelt umwandeln!) Was können Sie zunächst selbst für sich tun? Seien Sie als erstes zumindest besorgt darum, daß Sie nicht vor lauter Todesangst sterben. Im allerhöchsten Notfall können Sie natürlich sofort den Notarzt rufen. Sie müssen aber damit rechnen, daß manch einer dieser Jünger Äskulaps ganz schön fies werden kann, wenn sich her-

Herzanfall

ausstellt, daß Sie in Wahrheit nur Blähungen hatten. Zur Selbsthilfe reichen für den Anfang einige weniger drastische Maßnahmen. Was Sie tun, hängt logischerweise vor allem davon ab, ob Sie allein oder in Gesellschaft sind.

Im Privatleben:

1. Kontrollieren Sie Ihren Puls. Fühlen Sie immer zunächst Ihren Puls. Ihr Herz muß wissen, daß es von Ihnen ständig überwacht wird. Falls es tatsächlich im Begriff ist, zu streiken, kann das Herz durch einen warnenden festen Fingerdruck auf den Puls so eingeschüchtert werden, daß es doch weiter seiner Pflicht nachkommt.

   Sie können Ihren Puls entweder am Handgelenk oder an der Halsschlagader prüfen, direkt hinter der Luftröhre. Mit einem bißchen Übung müßte es Ihnen auch möglich sein, Ihr Blut in den Ohren rauschen zu hören. Das dürfte Ihnen dann am besten gelingen, wenn Sie sich hinlegen und Ihr Ohr ganz fest auf ein Kissen pressen.

2. Mobilisieren Sie Ihre Umgebung! Fordern Sie die herbeieilenden Helfer auf, Sie zu revitalisieren.* Wenn die das ablehnen, machen Sie sie auf ihre Verantwortung aufmerksam (siehe StGB, ‚Unterlassene Hilfeleistung‘) und fragen Sie rundheraus, ob man Ihnen etwa nicht ansieht, daß Sie einen Herzanfall haben.

3. Behaupten Sie mit zweifelndem Gesichtsausdruck, Ihr Herz bluffe nur. Ist aber niemand in der Nähe und stehen Sie damit vor der Wahl, den Notarzt zu rufen oder sich selbst zu helfen, können Sie auf die folgende Weise sichergehen, ob Sie einen Herzinfarkt haben: Suchen Sie das Treppenhaus eines vierstöckigen Gebäudes auf

* Revitalisieren heißt:
Extrakorporale Herzmassage und künstliche Beatmung.**

** Extrakorporale Herzmassage heißt:
Das Herz wird von außen massiert.
Künstliche Beatmung heißt:
Mund-zu-Mund-Beatmung. Achten Sie darauf, daß alle Ihre Familienmitglieder entsprechende Kurse und Wiederholungskurse regelmäßig aufsuchen.

Herzanfall

und laufen Sie die Stufen so schnell hinauf wie Sie nur können. Das schafft häufig Erleichterung bei Schmerzen, hat aber die gegenteilige Wirkung bei Herzanfällen. Vergewissern Sie sich aber vorher, daß Sie oben ein Telefon vorfinden (oder besser schon auf halber Treppe) für den Fall, daß Sie doch den Notarzt brauchen.

In der Öffentlichkeit:

Der ‚ganz große Anfall' überkommt Sie meistens bei einem Festessen, – wenn zum Beispiel Sachen serviert werden wie ‚Boeuf Mort de la Beurre' (Ochse in Butter ertränkt). Eine solche Situation ist besonders schrecklich, weil den Leuten in der Regel der Appetit vergeht, wenn jemand anders während des Essens einen Herzanfall bekommt. Aus diesem Grunde werden diese Ignoranten selbst die deutlichsten Anzeichen der Krankheit zugunsten irgendeiner läppischen Konversation zu übersehen versuchen. Wenn der Anfall beginnt:

1. Fühlen Sie Ihren Puls! Sie können das unauffällig oder auffällig tun.

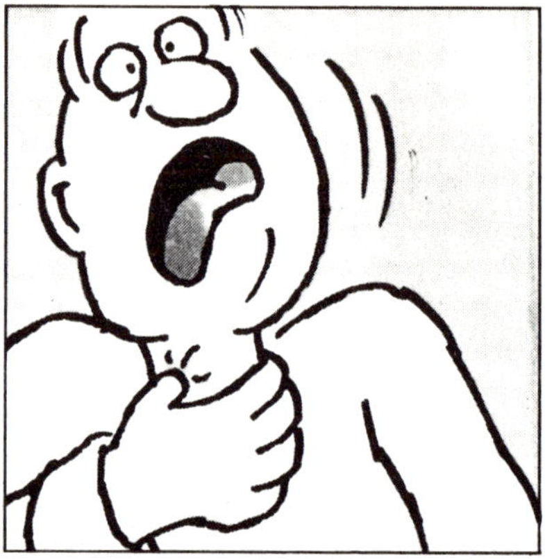

Pulskontrolle, auffällig

a) UNAUFFÄLLIG: Stekken Sie Ihre Hände unter den Tisch oder legen Sie Ihr Kinn beiläufig in die Hand, wobei Ihr Daumen zur Halsschlagader hinuntergleitet.
b) AUFFÄLLIG: Vielleicht wäre es Ihnen jetzt sehr recht, wenn andere Leute Sie dabei beobachteten in der Hoffnung, daß Ihnen jemand zur Hilfe eilt.

Heben Sie Ihren Arm, als wollten Sie jemandem mit der Faust drohen und plazieren Sie dann drei Finger der rechten Hand auf die Arte-

Herzanfall

rie am Handgelenk. Manch einer dürfte das fälschlich als obszöne Geste interpretieren, vielleicht fragt man Sie auch, was Sie von Steven Spielberg oder Gustav Gründgens halten. Dann ist Ihnen mißlungen, Aufmerksamkeit zu erregen.

Oder bitten Sie jemand anderen, Ihnen den Puls zu fühlen. Vergessen Sie aber dabei nicht, daß kaum jemand Ihren Puls so gut kennen dürfte wie Sie selbst. Zumindest werden die Leute in der Lage sein, Ihnen sagen zu können, ob Ihr Herz noch schlägt. Aber trauen sollten Sie ihnen deshalb noch lange nicht; schließlich ist es nicht unmöglich, daß die Leute nur ihren eigenen Puls gefühlt haben. Merke: Wer sich von einem fremden Menschen den Puls fühlen läßt, macht den Bock zum Gärtner, respektive einen Trottel zum Arzt.

2. Schlägt Ihr Herz tatsächlich noch, brauchen Sie nur noch eine Rückversicherung. Versuchen Sie, die Unterhaltung auf die Symptome zu bringen, die Sie gerade spüren um herauszufinden, ob ein anderer etwas Ähnliches spürt (oder Ihre Krankheitsanzeichen für bedrohlich hält). Eine bewährte Methode, dieses Thema anzuschneiden, eröffnet die Frage, ob jemand in letzter Zeit ein EKG anfertigen ließ.

3. Wenn Ihr Herz nicht mehr schlägt, müssen Sie versuchen, die Tischrunde aufzuscheuchen, damit Ihnen unverzüglich Hilfe zuteil wird und man Sie in eine Klinik transportiert, wo Sie an Fachleute herankommen, die fähig sind, Ihren Puls zu kontrollieren. Vergessen Sie im Verfolg dieser Bemühung keinen Augenblick lang, daß Ihre Begleiter Sie genau kennen und wissen, daß Sie ein Hypochonder sind.

   a) Deshalb sagen Sie niemals: „Ich habe einen Herzanfall!“ Viele Leute glauben nämlich, einem Hypochonder fehle nichts, wenn er gesund genug ist, solche klaren Aussagen zu machen.

Herzanfall

b) Kippen Sie vielmehr vornüber und klatschen Sie mit dem Gesicht mitten in Ihren Teller. Nun kann niemand mehr auf die Idee kommen, Sie seien nicht ernsthaft krank. Denn wer täte so etwas schon ohne Not?

c) Vermeiden Sie es, blau im Gesicht zu werden und tun Sie niemals so, als hätten Sie Schwierigkeiten beim Atmen. Man könnte denken, Sie hätten sich verschluckt, und womöglich fängt noch jemand an, Ihnen auf den Rücken zu klopfen!

Die Rhythmus-Störung

Das ist eine vollkommen andere Art von Herzkrankheit, bei der das Herz aus dem Takt gerät. So etwas passiert Menschen mit einem unzuverlässigen Herzen, das den Sinn für Rhythmus verloren hat.

Das ist, will man dieses Verhalten nicht als himmelschreienden Treuebruch bezeichnen, zumindest eine besonders erschrekkende Art von Herzlosigkeit des Herzens.

Der ‚ganz große Anfall' ereignet sich nur einmal im Leben, doch wenn Sie ein vergeßliches Herz haben, müssen Sie Ihr Leben lang mit diesen unangenehmen kleinen Anfällen fertig werden. Das ist beileibe kein Grund, sie auf die leichte Schulter zu nehmen! Sie können stets das Signal für beginnendes Herzflimmern sein, einen Zustand, bei dem das Herz jedes Gefühl verliert und nutzlos herumzuckt. Der Tod folgt blitzschnell.

☛ Zeichen und Symptome

1. Plötzlich spüren Sie in Ihrer Brust ein *‚Hopplahop'*, und jetzt wissen Sie, daß Ihr Herz unter einer cardialen Arrhythmie leidet, wie die Ärzte das nennen. Auf Deutsch sagt man ‚eine Herz-Rhythmus-Störung'. In Wahrheit schlägt Ihr Herz vielleicht nur nicht genau in dem Takt, den Sie wünschen. Aber schließlich ist unser Körper keine Demokratie, und wenn Sie das Gefühl haben, als tanze Gene Kelly einen Stepptanz auf der Innenseite Ihrer Rippen, wird es höchste Zeit, daß Sie Ihr Herz zur Ordnung rufen.

Herzanfall

✚ Erste Hilfe

1. Fühlen Sie sich als erstes erneut Ihren Puls! Wenn Sie an diese Anfälle gewöhnt sind – und viele Hypochonder leiden mehrmals am Tag darunter – sollten Sie regelmäßig Puls nehmen, etwa alle Viertelstunde oder so, nur im Falle des Falles.

2. Setzen Sie Ihr Herz unter Druck. Versuchen Sie, es zur Vernunft zu bringen, indem Sie Ihre Brust zusammenpressen. So etwas kann zum Beispiel auch ein zu schnell schlagendes Herz abbremsen. Man nennt das ‚Tachycardie'.

3. Versuchen Sie ein homöopathisches Mittel und tanzen Sie mit sich selbst, oft wird das Herz dadurch ruhiger (manchmal allerdings gleich so ruhig, daß man es nicht mehr hört, aber keine Behandlung ohne Risiko!) Tanzen hilft, weil es dem Herzen die deutliche Botschaft übermittelt: Hör auf herumzugammeln und fang an, Blut in die Beine und Füße zu pumpen.

➔ Vorbeugen

Neben regelmäßiger Pulskontrolle gibt es noch ein paar andere Wege, wie Sie Ihrem Herz dabei helfen können, gut zu arbeiten und regelmäßig zu schlagen. Man nennt zum Beispiel die Beine manchmal das ‚zweite Herz', weil ihre Muskeln dabei helfen, Blut durch den Körper zu pumpen. Dies kann man selbst beim Stillstehen unterstützen.

1. Heben Sie sich regelmäßig auf die Zehenspitzen, um die Muskeln zu aktivieren. In Gegenwart Dritter tun Sie das lieber unauffällig, sonst könnte Ihre Umwelt auf die Idee kommen, Sie hätten ein nervöses Naturell.

2. Üben Sie auch Ihr ‚drittes Herz', – die Arme. Wenn Sie zum Beispiel im Theater oder im Konzert sitzen, sollten Sie Ihre Hände regelmäßig zu Fäusten zusammenballen, wieder öffnen, schließen usw., das hilft dem Herz. Vergessen Sie aber nicht, immer wieder eine Pause einzulegen, um Ihren

Schlaganfall

Puls zu prüfen. Wenn Sie zum ersten Mal mit jemandem ausgehen, ist es angezeigt, Ihre lebensrettenden Aktionen vorher zu erläutern, damit Ihr Verhalten den Partner nicht womöglich abstößt.

Der Schlaganfall

Wie jeder weiß, haben verschiedene Menschen verschiedene Arten von Hirnschlägen. Manche lähmen das Opfer vollständig. Bei anderen wird nur ein Teil des Körpers lahmgelegt. Alle Hirnschläge, die zu Lähmungen führen, sind mit Erste-Hilfe-Maßnahmen nicht zu beherrschen.

Als Hypochonder müssen Sie sich natürlich auch über die kleinen Hirnschläge aufregen, die sich nur durch einen leichten Schwindelanfall und durch Gedächtnislücken bemerkbar machen. Dabei wird nur ein kleiner Teil des Gehirns unbenutzbar, und damit büßt man Denkkraft ein. Wenn Sie nicht ständig allem auf der Spur bleiben, was in Ihrem Körper vor sich geht, entgeht Ihnen solch ein kleiner Hirnschlag womöglich!

Diese plötzlichen Erkrankungen können durch sachgerechte Erste Hilfe bekämpft werden, dann bleiben keine dauernden Schäden zurück; allenfalls bleibt das Hirnwasser betroffen (daher stammt das Sprichwort: ‚Der Schlag ging ins Wasser').

☛ Zeichen und Symptome

1. Flecken vor den Augen. Bisher konnte auch die wissenschaftliche Medizin nicht erklären, ob Flecken vor den Augen Zeichen für Gehirnkrebs, für einen Schlaganfall, für beginnende Blindheit oder nur für die Angewohnheit sind, mit dem Finger auf den Augäpfeln herumzudrücken. Als Hypochonder sollten Sie wachsam alle ungewöhnlichen Vorgänge in diesem Bereich beobachten. Rechnen Sie besser mit dem Schlimmsten!
2. Eingeschlafene Arme oder Beine. Sie wachen mitten in der Nacht auf und können Ihren Arm nicht mehr bewegen. Kalt ist er, Gefühl haben Sie keines mehr darin. Vielleicht beschleicht Sie umgehend der Verdacht, es habe Ihnen jemand einen toten Fisch ins Bett prakti-

Schlaganfall

ziert. Die übliche Erklärung derartiger Erfahrungen lautet: Der Arm sei eingeschlafen. Genauso gut kann aber auch ein Teil Ihres Gehirns durch ein Blutgerinsel blokkiert worden sein. Versuchen Sie, den Arm aufzuwecken. Wenn das nichts hilft, ab zum Arzt!

3. Verwirrung und Vergeßlichkeit. Das sind die häufigsten Anzeichen kleiner Schlaganfälle. Erinnern Sie sich dieses Symptoms, wenn Ihre Gattin Sie den zwölften Tag hintereinander beschuldigt, wieder nicht daran gedacht zu haben, einen Film zum Entwickeln zu bringen. Sagen Sie: ,,Ich kann mir einfach nicht vorstellen, daß ich das vergessen habe! Ich muß einen kleinen Hirnschlag gehabt haben!"

✚ Erste Hilfe

1. Gönnen Sie Ihrem Gehirn etwas Ruhe. Hören Sie auf, Schach zu spielen; oder Henry James, Proust und der gleichen zu lesen. (Das gilt auch für Hirnhautentzündung).

2. Beginnen Sie mit einer salzfreien Diät! Salz trägt zum Entstehen von Arteriosklerose bei, der Hauptursache für Hirnschläge und Herzinfarkte.

3. Versuchen Sie, Ihre ganze Familie davon zu überzeugen, daß aufgrund der gemeinsamen Erbanlagen jedem von ihnen das gleiche wie Ihnen passieren kann. Verstecken Sie die Salzstreuer!

4. Schaffen Sie sich einen Spazierstock an und klagen Sie über allgemeine Muskelschwäche. Das ist nicht einmal eine Lüge. Es gibt schließlich keine körperlich starken Hypochonder. Besser Sie nehmen gleich eine Krücke mit Unterarmstütze und Gummispitze; sonst sieht es aus wie ein Wanderstab, und unbefangene Beobachter könnten meinen, Sie seien Mitglied im Alpenverein und nicht etwa jemand, der tapfer gegen eine Todeskrankheit kämpft.

5. Konzentrieren Sie sich einen Tag nur auf Ihre Lieblingskrankheit.

Allergische Reaktionen

Allergische Reaktionen

Bei Allergien brauchen Sie sich nicht so sehr über das Niesen und das Keuchen aufzuregen, auch nicht über Nesselausschlag oder Ekelgefühle. Natürlich, Sie werden die Aufmerksamkeit der Umwelt auch auf solche Krankheitssymptome lenken, nur das wirkliche Problem ist ein ganz anderes: Es ist der anaphylaktische Schock, wie der Fachausdruck für übertriebene Empfindlichkeit lautet – eine allergische Reaktion schwersten Ausmaßes, die Sie glatt umbringen kann.

Alles, was Allergien auslösen kann, kann auch zum anaphylaktischen Schock führen – also Pflaumen, Auberginen, Katzen, Pferde, Penicillin und andere Menschen. Viele Leute, die keine wie immer geartete Allergie kennen, haben auch keine Angst vor dem anaphylaktischen Schock. Sie selbst aber sollten immer daran denken, daß es Tausende von Dingen gibt, mit denen Sie noch nie in Berührung gekommen sind, deren Gefährlichkeit Sie also auch noch nicht zu spüren bekommen haben. Also wissen Sie auch nicht, wogegen Sie eigentlich allergisch sind.

Das heißt auf deutsch: Jedes neue Nahrungsmittel, jedes neue Tier, jedes neue Medikament und jeder neue Mensch könnte Sie umbringen. Und gerade das macht es einem echten Hypochonder so schwer, unternehmungslustig zu sein.

☛ Zeichen und Symptome

1. Atemnot. Das ist immer ein wichtiger Hinweis auf irgendetwas, und wenn es nur auf Sauerstoffmangel hindeutet. Wenn Sie aber gerade etwas Neuem ausgesetzt waren, was Sie ums Verrecken nicht mögen, kann das bereits den anaphylaktischen Schock einleiten.

2. Niesen. Dies führt zwar nicht direkt zum Tode, kündigt aber womöglich eine neue Allergie an, die erst beim zweiten Auftreten wirklich gefährlich zu werden vermag.

3. Gesichtsblässe. Plötzlicher Mangel an Farbe bei der Begegnung mit einer Substanz, gegen die Sie allergisch sind. Das unerwartete Auftauchen von Leber oder Zwiebeln auf Ihrem Teller kann

Allergische Reaktionen

so etwas auslösen. Passiert das, verweigern Sie umgehend die Nahrungsaufnahme. Entschuldigen Sie sich mit Ihrer schweren Allergie.

4. Kollabieren Sie! Das passiert oft bei der Begegnung mit großen Haustieren wie Riesenschnauzern oder Bernhardinern. Manchmal kommt es nur deshalb zum Kollaps, weil der Hund Sie anspringt. Das heißt jedoch nicht, daß Sie deswegen etwa nicht allergisch dagegen sind.

✚ Erste Hilfe

Das wichtigste Prinzip der Ersten Hilfe bei Allergien ist es, so schnell wie möglich Abstand vom auslösenden Stoff zu gewinnen. Gelegentlich genügt es, zu sagen: ,,Ich bin allergisch gegen Tiere. Wenn Sie tatsächlich verlangen, daß ich Ihre Maus fange, muß ich mich sofort übergeben!" Manchmal allerdings müssen schwerere Geschütze aufgefahren werden.

Nahrungsmittel-Allergien

Wenn das, was Sie nicht mögen, schon auf Ihrem Teller ist, und man versucht, Sie zum Essen zu überreden:

1. Probieren Sie das Offerierte.

2. Sagen Sie: ,,Oh mein Gott, ist das etwa Aubergine?" und spucken Sie es auf den Teller zurück.

3. Jetzt haben Sie alle anderen Leute bei Tisch derart angeekelt, daß sie sprachlos sind. Entschuldigen Sie sich höflich, und erklären Sie dann, Sie seien allergisch gegen Auberginen (oder Spinat oder Stielmus). Sie können nun darauf vertrauen, daß Ihnen so etwas nicht mehr serviert wird. Wahrscheinlich werden Sie dort überhaupt nicht mehr eingeladen. Aber das ist nun einmal der Preis der Krankheit.

Haustier-Allergien

Viele Tierbesitzer glauben nicht an Allergien. Sie hegen den Verdacht, daß Leute, die behaupten, gegen Hunde allergisch zu sein, lediglich etwas dagegen haben, von Tieren im Gesicht abgeschleckt zu werden, die Spaß daran haben, sich in

Appendizitis

Abfall, totem Fisch und dergleichen zu wälzen. Hundebesitzer betrachten das als ein Zeichen besonders unentschuldbarer Schwäche. Um sie mit der Schwere Ihrer Allergie zu beeindrucken, sollte es genügen, daß Sie, kaum des Hundes ansichtig, mit schriller und panischer Stimme ausrufen: „Ich bin allergisch gegen Hunde! Ich bin allergisch gegen Hunde! Ich bin allergisch gegen Hunde!“ Es ist unbedingt wichtig, zumindest dreimal zu schreien, weil der Hundehalter Sie beim ersten Mal womöglich nicht hört und Ihnen beim zweiten Mal nicht glaubt. Die gleichen Anweisungen gelten für den Kontakt mit Katzen, Wüstenspringmäusen und Boa constrictors.

Appendizitis

(Laien würden sagen „Blindarmentzündung“ – aber sind Hypochonder Laien???)
Alle Hypochonder erleben irgendwann einmal während ihrer Karriere einen Anfall scheinbarer Appendizitis. Viele erleiden solch einen Anfall regelmäßig. Er kommt urplötzlich, stets aber im unpassendsten Moment.

☛ Zeichen und Symptome

1. Schmerzen auf einer Bauchseite. Treten immer dann auf, wenn Sie entweder allein oder mit jemandem zusammen sind, der keine Ahnung hat, auf welcher Seite der Blinddarm sitzt.

2. Keiner weiß ganz genau, auf welcher Seite der Blinddarm sitzt.

✚ Erste Hilfe

1. Als erstes müssen Sie feststellen, auf welcher Seite der Blinddarm sitzt. Nichts ist peinlicher, als wegen einer Appendizitis die Notaufnahme einer Klinik aufzusuchen und dort wird einem gesagt, der Blinddarm sitze auf der anderen als der angegebenen Seite. Jedes medizinische Handbuch sagt Ihnen, auf welcher Seite das Ding wirklich ist.

2. Stellen Sie fest, ob Ihr Blinddarm nicht womöglich bereits entfernt worden ist. Wenn Ihr Gedächtnis Sie im Stich läßt, erinnern Sie sich

Schluckauf

bitte, daß es die Mandeloperation war, nach der Sie Eis lutschen mußten, nicht etwa nach einer Blinddarmoperation. Wenn Sie es trotzdem nicht mehr zusammenbekommen, rufen Sie Ihre Mutter an. Wahrscheinlich ist die froh, überhaupt wieder einmal etwas von Ihnen zu hören. Wenn sie es auch nicht weiß und Sie auch keine Narbe auf Ihrem Bauch finden, sind Sie vermutlich noch im Besitz Ihres Blinddarms.

3. Hören die Schmerzen plötzlich auf, heißt das: Entweder ist Ihr Blinddarm geplatzt, dann sterben Sie sowieso, oder es war gar keine Appendizitis und Sie sollten mittags besser keine Kohlrouladen essen. Auf jeden Fall sollten Sie die Notaufnahme aufsuchen und dort erklären, Sie fühlten sich im Augenblick zwar wohl, hätten aber vor kurzem noch heftigste Schmerzen gehabt. Welchen Weg Sie einschlagen, sollten Sie ganz davon abhängig machen, wovor Sie sich mehr fürchten, vor der Blamage oder dem Tod.

Schluckauf

Die meisten Hypochonder wissen, daß schon Menschen am Schluckauf gestorben sind. Unfähig, den Schluckauf aus eigener Kraft zu stoppen, endeten ihre komischen Zuckungen mit dem Tod. Wenn Sie sich diese drohende Möglichkeit ständig vor Augen halten, wird das dumme Lachen Ihrer Freunde über Ihren Schluckauf Ihre Todesängste nur weiter verstärken.

Und nun stellen Sie sich den zwanzigsten Tag mit Schluckauf vor. Ihre sogenannten Freunde lachen so sehr, daß ihnen die Tränen kommen und sie durch die Tränenschleier hindurch nicht erkennen können, daß Sie bereits kaum noch von dieser Welt sind.

Das ist das klassische Schicksal des Hypochonders – zu sterben, während sich die Menschen um ihn herum in der Meinung, der Ärmste simuliere nur, vor Vergnügen halbtot lachen.

Nehmen Sie den Schluckauf also ernst! Konzentrieren Sie sich auf folgende schnelle Hilfsmaßnahmen:

✚ Erste Hilfe

1. Weisen Sie die Menschen um Sie herum darauf hin,

Schluckauf

daß Schluckauf durch spastische Krämpfe des Atemsystems ausgelöst wird, was alles andere als witzig sei.

2. Schlucken Sie Zucker, oder trinken Sie ein Glas Wasser verkehrt herum. (Das bedeutet, das Glas am gegenüberliegenden Rand in den Mund zu nehmen und auszutrinken. Wenn Ihnen das zu kompliziert ist, nehmen Sie halt den Zucker!)

3. Hören Sie nicht auf, zu sagen: „Das ist nicht – (hick) – komisch!"

4. Weisen Sie Ihre albernen Mitmenschen schließlich darauf hin, daß sich gewisse Leute auch schon totgelacht hätten.

Schleichende Krankheiten

Die Tage schleichen langsam dahin – wie die meisten Krankheiten. Aber obwohl die schleichenden Krankheiten sich derartig langsam entwickeln, bekommt man sie dann doch urplötzlich, und sie überfallen einen mit der Schnelligkeit eines Herzinfarkts. Im Leben eines jeden Hypochonders gibt es den Augenblick, an dem ihm klar wird, daß er

a) seit vielen Jahren Schweinswürstl gegessen hat, daß

b) Schweinswürstl Krebs auslösen und er also daher

c) mit unausweichlicher Logik an Krebs leiden muß. Mit einer derartigen Erkenntnis kann man sich allerdings in keiner Notfallstation sehen lassen, nicht einmal bei einem Arzt. Erste Hilfe, das ist es, was Sie brauchen!

Wie schleichend eine Krankheit auch immer sein mag, der behandelnde Arzt ist noch langsamer. Denken Sie zum Beispiel an Ekzeme. Sie werden sehr, sehr langsam gefährlich. Verglichen mit der Geschwindigkeit von Hautärzten entwickeln sie sich jedoch mit Lichtgeschwindigkeit. Um Vorteile aus der stetigen Entwicklung der Krankheiten zu ziehen, die sie behandeln, sind Hautärzte stets viele Wochen im voraus ausgebucht und lassen Sie auch noch mindestens 45 Minuten im Wartezimmer schmoren (das ist eine Vorschrift der Niedergelassenen Hautärzte e. V.).

Natürlich, manche schleichenden Krankheiten können auch daheim behandelt werden, ohne einen Facharzt zu Rate zu ziehen. Bei den meisten brauchen

Hirntumor

Sie aber früher oder später doch den Arzt. Und in dem Zeitraum zwischen dem Auftreten der Krankheit und dem Termin beim Arzt brauchen Sie Ihre Erste Hilfe, um zu überleben.

Der Hirntumor

Das Ausmaß an Kontrolle, das vom Gehirn über den Körper ausgeübt werden kann, macht jeden Hypochonder ehrlich nervös. Der größte Teil des Gehirns, speziell der Teil, welcher den Körper kontrolliert, arbeitet unbewußt. Man kann also niemals ganz sicher sein, was gerade im Körper los ist oder was geschehen wird. Daher fühlt sich der Hypochonder in der Pflicht, ständig auf der Suche nach Krankheitssymptomen zu sein.

Wegen der eingehenderen Reichweite der Zuständigkeit des Gehirns sind diese Alarmzeichen jedoch leicht abzurufen. Das Hirn beeinflußt das Sehen, das Sprechen, das Gehen, die Gefühle, das Denken und die meisten anderen Funktionen des Körpers. Daher ist beinahe *jedes* Symptom ein brauchbarer Hinweis für einen Gehirntumor.

Hirntumore stellen die Hauptbeschäftigung des intellektuellen Hypochonders dar. Schöne Frauen fürchten, ihre Haut könnte runzlig werden. Smarte Leute fürchten, ihr Gehirn könnte verkümmern. Smarte Leute, die gleichzeitig schön sind, sorgen sich wegen allem.

☛ Zeichen und Symptome

1. Kopfschmerzen. Sie sollten stets als Symptome für einen Hirntumor behandelt werden.
2. Komischer Geschmack oder Geruch. Wenn Sie inmitten eines Tennismatches plötzlich den Geschmack eines Krabbencocktails im Mund haben, genossen Sie entweder zum Mittagessen einen Krabbencocktail oder Sie haben einen Hirntumor. In beiden Fällen sollten Sie das Spiel sofort abbrechen.
3. Flecken vor den Augen. Das kann auch ein Zeichen für einen Hirnschlag sein (siehe dort!).
4. Seltsame Gefühle. Bedauern Sie sich deshalb nicht wegen Depressionen oder Kummer; das sind stets legitime Gründe, sich mies zu fühlen. Sogenannte Glücksgefühle sollten Ihnen aber äußerst verdächtig sein wie

auch leichtsinnige Anwandlungen und freudige Erregung. In der äußeren Realität, der Sie sich gegenüber sehen, finden sich äußerst selten echte Gründe für derartige Gefühlsregungen. Sie sind meist unverändert das Ergebnis von Geisteskrankheiten oder Nervenleiden.

✚ Erste Hilfe

1. Vergleichen Sie Ihre Empfindungen und Gefühle mit denen Ihrer Mitmenschen. Fragen Sie die anderen, ob auch sie Zwiebeln riechen, Kalk schmecken oder sich unsagbar glücklich fühlen.

2. Machen Sie sofort den ,,kleinen Nerventest für zu Hause“:
a) Kratzen Sie sich an der Fußsohle! Wenn das Ihre Ohren zum Wackeln bringt, suchen Sie sofort einen Neurologen auf.
b) Kreuzen Sie Ihre Beine und hauen Sie sich mit einem Hammer auf das Knie. Ihr Bein sollte dann nach vorn schnellen. Löst der Schlag starke Schmerzen aus, benutzten Sie den falschen Hammer.

3. Lassen Sie ein Hirnszintigramm machen! Das ist ein General-Röntgen-Check-Up für das Gehirn, eine der aufregendsten neuen medizinischen Errungenschaften, brauchbar vor allem für Hypochonder. Passen Sie auf, daß Sie einen Durchschlag der Ergebnisse für Ihre Krankenakten bekommen.

Hämorrhoiden

Der versteckte Kummer. Hämorrhoiden gehören zu den seltenen Leiden, über die nicht einmal ein Hypochonder gern spricht.

☛ Zeichen und Symptome

1. Schwierigkeiten beim Stillsitzen.

2. Schwierigkeiten beim Sitzen.

✚ Erste Hilfe

1. Besteigen Sie kein Fahrrad mit Rennsitz.

2. Lindernde Salben und andere Behandlungen verschaffen nur vorübergehende Linderung. Um sie zu beseitigen, muß man Hämorrhoi-

Krebs

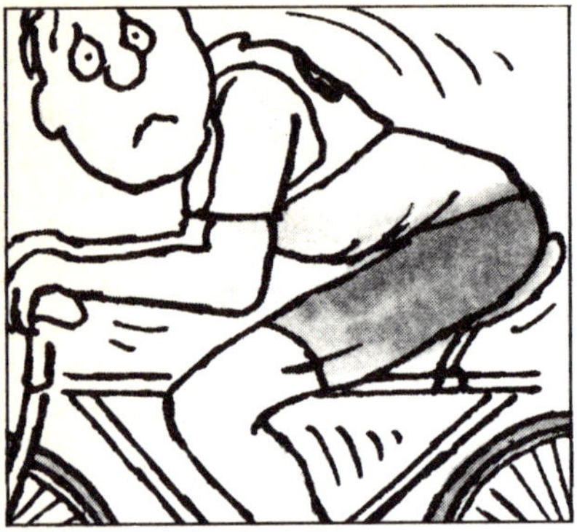

Haben sie was gegen Hämorrhoiden

den mit feurig gewürzten Speisen wegbrennen.
a) Ein beliebtes Medikament ist Tabasco-Sauce. Würzen Sie alles, was Sie essen, mit Tabasco – Eier, Scholle in Dill, Artischokken, Spargel mit Parmaschinken und Tiroler Apfelstrudel.
b) Wenn Sie Tabasco ablehnen, weil es Ihren Magen angreifen könnte, essen Sie Indisch oder Ungarisch. Das Ergebnis ist ähnlich, und Sie erwerben auch noch den Ruf eines Feinschmeckers.

3. Auch wenn Ihr Chef ein eigenartiges Gesicht macht: Arbeiten Sie liegend auf Ihrem Schreibtisch, bis die Schmerzen nachlassen.

Krebs

Krebs könnte man guten Gewissens als des Hypochonders Lieblingsleiden bezeichnen. Klar gesagt: Wenn Sie sich nicht vor Krebs fürchten, dann sind Sie gar kein richtiger Hypochonder.

Das verwirrendste am Krebs – aus der Sicht des Hypochonders – ist seine Langsamkeit. Er kann in Ihrem Körper wuchern – ausgehend von winzigen Fehlerquellen im DNA einer Ihrer Zellen – Jahre bevor er sich plötzlich durch ein Gefahrensignal bemerkbar macht. Daher: Das Fehlen von Symptomen sagt absolut nichts über das Stadium Ihres Krebses aus. Sie können sich absolut wohl fühlen und dennoch krank sein! Das heißt aber im Klartext, daß ein Arzt einem niemals sicher sagen kann: Sie haben bestimmt keinen Krebs.

☛ Zeichen und Symptome

1. Leberflecken. Sie sind das Frühwarnsystem für Krebs. Wenn ein neuer auftritt oder ein alter Leberfleck plötzlich anfängt zu wachsen, ist das ein Zeichen für Krebs. Zeichnen Sie einen Plan Ihres ganzen Körpers (auch von hinten), und zeichnen

Krebs

Sie jedes Muttermal mit Farbe und Größe ein. Mit Hilfe dieser Karte sind Sie jederzeit in der Lage, alle Veränderungen sofort zu entdecken. Kontrollieren Sie Ihre Leberflecken regelmäßig, nicht so oft wie Ihren Puls, aber öfter als Sie Ihren Psychiater aufsuchen.

2. Unangemessene Blutungen. Leberflecken sollten eigentlich nicht bluten. Tun sie es

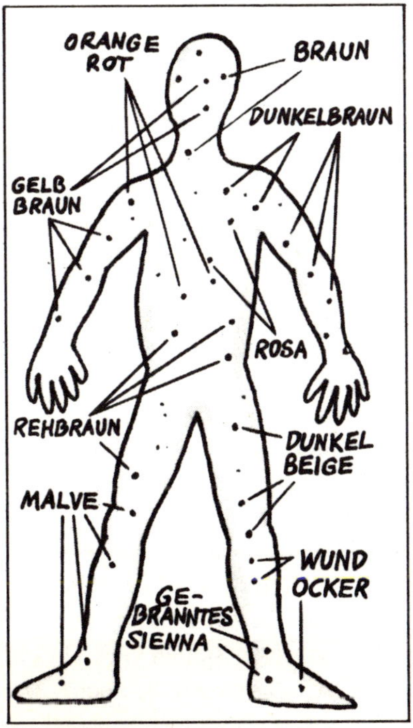

Ihre persönliche Karte

Die 10 000 Ursachen für Krebs (gekürzte Liste)

Sonne
Traurigkeit
Speck
Zuviel Schlaf
Zuwenig Schlaf
Die Pille
Zigaretten
Wasser
Fleisch
Kaffee
Tee
Zuwenig Sex
Zuviel Sex
Falscher Sex
Hormone
Erdnußbutter
Luftverschmutzung
Gewürze
Schnupftabak
Farbfernsehen
Röntgenstrahlen
Atomkraft
Atomkrieg
Strahlen
Asbest
Pestizide
Zu viele Freunde
Zuwenig Freunde
Disko-Musik
DDT
LSD
DKP
BMW
GFK
TBC
DKW
ppa
MVV
Vorahnungen
Alpträume
Viren
Diäthylaminotriacetylchloride

Krebs

Warzen

Ihr erster Gedanke, wenn Sie eine häßliche Wucherung auf Ihrer Haut entdecken, zielt natürlich auf Krebs ab. Nicht so voreilig! Wenn die Geschwulst richtig häßlich ist, handelt es sich vermutlich um eine Warze.

Von Warzen will niemand gerne befallen werden, vor allem wegen ihrer Häßlichkeit. Sie finden viel Sympathie, wenn Sie krank sind, aber nur wenig, wenn Sie häßlich sind.

Wie es auch sei, es gibt bisher noch keine Methode, das Entstehen von Warzen zu verhindern. Die Ärzte behaupten zwar, Warzen würden durch Viren ausgelöst und nicht durch Kröten. Was aber keineswegs beweist, daß die Kröten nicht die Viren befördern könnten, welche die Warzen verursachen. Und selbst wenn Kröten total harmlos sind, gibt es für Sie keinen Grund, sie anzufassen.

Manche Warzen werden von den Ärzten weggefroren, andere können daheim verjagt werden, durch Auftragen von Rizinusöl – natürlich äußerlich. Neueste Forschungen haben einen neuen Weg aufgezeigt: Warzen sind, wahrscheinlich weil sie so häßlich sind, offenbar besonders sensibel. So hat man Leuten in Hypnose eingeredet, die Warzen auf der einen Hälfte ihres Körpers würden verschwinden, und die Einbildungskraft schaffte das tatsächlich.

Um das gleiche zu Hause zu versuchen, ignorieren Sie Ihre Warzen einfach. Schauen Sie sie einfach nicht mehr an; gehen Sie auch nicht deswegen zum Arzt; tun Sie kein Make-up darauf. Die Warzen werden bald auf Grund ihres Einfühlungsvermögens in die psychologischen Vorgänge innerhalb ihres Gastkörpers den Eindruck gewinnen, sie seien in Wahrheit gar nicht mehr vorhanden und auf diese Weise ganz von selbst verschwinden.

dennoch, passen Sie auf! Wenn sie bluten, jucken und wachsen, bleibt Ihnen nicht mehr viel Zeit.

3. Haare. Viele auf einmal zu verlieren, ist schon schlecht. Auf einmal aber an unerwarteten Stellen viele Haare zu bekommen, ist noch schlimmer.

Krebs

✚ Erste Hilfe

1. Jammern Sie! Es ist zwar wohlbekannt, daß Angst, Streß und Spannungszustände Krebs verursachen. Für Hypochonder erhebt sich die wahrhaft schreckliche Aussicht, daß Jammern allein Krebs hervorrufen kann. Ein neuer Grund zur Klage! Obwohl auf diese Weise eine endlose Spirale von Angst entstehen könnte, gibt es eine Möglichkeit, dem Teufelskreis zu entrinnen. Andauerndes Jammern und Klagen baut Spannungszustände ab. Das kann dann bei anderen Leuten Krebs auslösen, Sie jedoch werden sich viel wohler fühlen.
2. Diät. Essen Sie ausschließlich Grünkohl und Kohlrabi. Das hilft vermutlich nicht, gibt Ihnen aber das Gefühl, als nähmen Sie eine Art Medizin, und das allein wird Ihren Zustand verbessern.
3. Resignieren Sie. Weinen ist nicht der einzige Weg, mit der Gewißheit fertig zu werden, daß Sie bald an einer schrecklichen Krankheit sterben werden, während keiner außer Ihnen selbst an Ihr nahes Ende glaubt. Eine andere Alternative bietet sich: den Heiligen zu spielen. Nehmen Sie die Haltung eines seit langem leidenden Stoikers ein, der großen Heldenmut beweist. Erwähnen Sie niemals den Namen Ihrer schrecklichen Krankheit. Schweigen kann Bände sprechen, vor allem, wenn es von verschiedenen Leidensmienen begleitet wird.

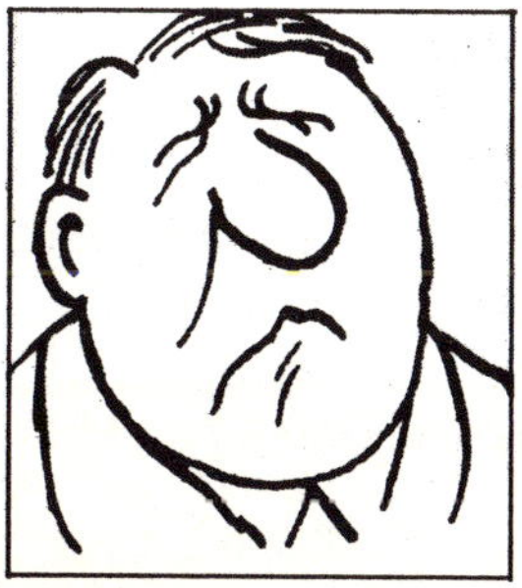

Tapferkeit

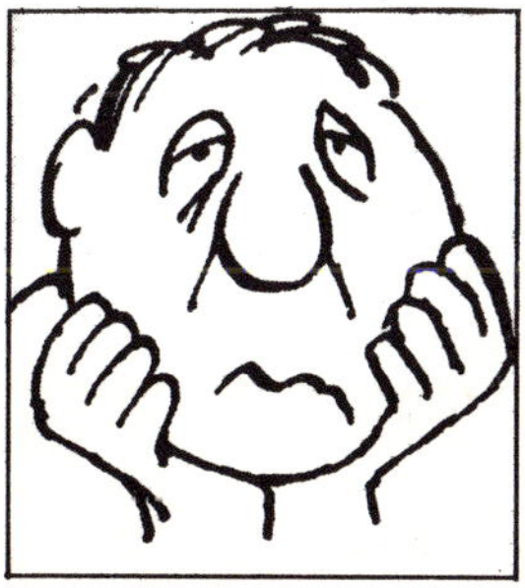

Resignation

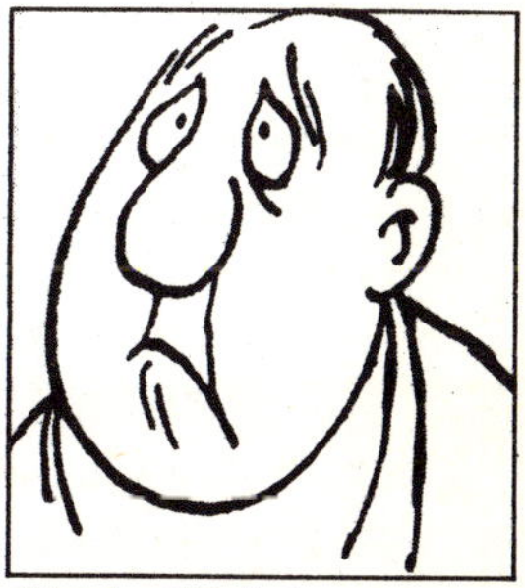

Gleichgültigkeit

Ekzeme

Ekzeme

Aus den Ekzemen finanzieren die Hautärzte ihre Mercedes. Im übrigen besteht keine Einigkeit über die exakte Definition des Wortes „Ekzem“. Im Prinzip ist es eine Art von Rostbefall. Was der Rost dem Mercedes antut, das tut das Ekzem der Haut an. Ekzeme können von allen möglichen Dingen herrühren, angefangen bei privatem Ärger bis zur Berührung der Haut mit Wasser. Ekzeme sollten nicht mit einigen anderen verbreiteten Hautkrankheiten verwechselt werden.

Zeichen und Symptome

1. Trockenheit und weiße Flocken auf dem Kopf. (Können auch „Schuppen“ sein, eine ganz eigene Krankheit).
2. Große Hautfetzen, die sich am ganzen Körper lösen, begleitet von heftigem Juckreiz. Man nennt das „sich schälen“. Es ist eine Folge von Sonnenbrand, aber Sie sollten das besser wissen. Wenn Sie nämlich nicht kürzlich in der Sonne waren, gehen Sie sofort zum Arzt – oder zum Tierarzt – vielleicht haben Sie Räude?
3. Ihre Haut ist wie ein Schleifpapier – trocken, rot und rissig. Das ist ein Ekzem.

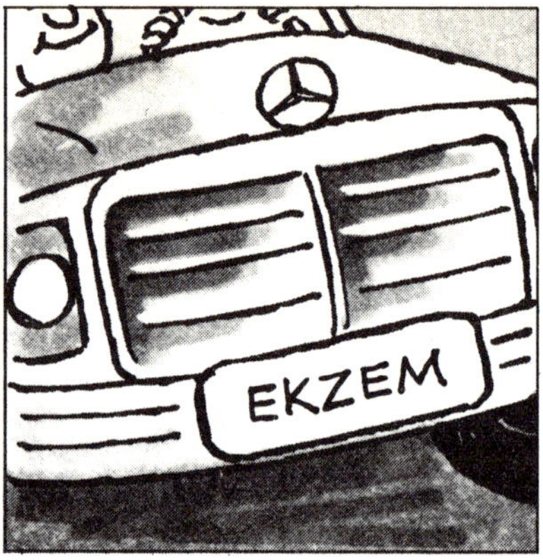

Die Haut macht die Erscheinung aus

Erste Hilfe

1. Entspannen Sie sich. Leute, die auf dem Rücken liegen, bekommen keine Ekzeme.
2. Gehen Sie zur Analyse, um den unterbewußten Grund für Ihre Nervosität herauszufinden. Hassen Sie Ihre Mutter? Sind Sie allergisch gegen Katzen? Hassen Sie Katzen? Sind Sie allergisch gegen Ihre Mutter?
3. Schützen Sie Ihren Körper vor Seife, Wasser und Luft.

Hypoglykämie

Hypoglykämie

Es ist für einen Hypochonder nahezu unmöglich, bei sich selbst eine Hypoglykämie, einen zu niedrigen Blutzuckerspiegel, festzustellen, weil jeder Hypochonder diese Symptome stets und ständig verspürt. Die Hypoglykämie war früher eine ernst genommene Krankheit und ist nur etwas in Verruf geraten, weil sie unter Filmstars so verbreitet ist.

☛ Zeichen und Symptome

1. Angst, Schweißausbrüche und Erregung. Diese Symptome treten auch beim Sex auf, kontrollieren Sie also, ob Sie allein sind.
2. Delirium und Koma. Kann auch das Resultat intensiver zwischenmenschlicher Beziehungen sein.
3. Die angeführten Symptome sind äußerst vieldeutig.

Fallbeschreibung

Ein junger Mann, der in der Oberschule phantastische Noten hatte, wurde an der Harvard-Universität aufgenommen. Obwohl er wirklich gute Noten und Aufnahmeprüfungen hinter sich hatte, wurde er nicht mit dem Gedanken fertig, von der vornehmsten Universität der USA aufgenommen worden zu sein. Schließlich fand er eine einzige einleuchtende Erklärung dafür: Er mußte Leukämie haben! Sein Hausarzt, seine Familie, die Universitätsbehörden, alle wußten es. Keiner von allen würde ihm die grausame Wahrheit sagen, aber die Leute in der Universität wußten natürlich Bescheid. Auf diese Weise wollte man erreichen, daß er aus den letzten paar Jahren seines Lebens größere Befriedigung ziehen konnte.

Er überlebte die Zeit in Harvard, bestand alle Examen und ist auch jetzt ganz erfolgreich, obwohl er noch immer besorgt um seine Gesundheit ist. Er hat den Schluß gezogen, daß entweder die Leukämie chronisch ist und sehr leicht verläuft oder daß es sich bei ihm um einen jener seltenen Fällen von Spontanheilung handelt – was nicht heißen muß, daß die Krankheit nicht wieder erscheinen kann.

Venerische Erkrankungen

Wenn Sie diese aber verspüren und

a) entweder als Amerikaner in Kalifornien, als Deutscher in Bayern und als Schweizer im Tessin leben oder

b) maßgeschneiderte Trainingshosen tragen, leiden Sie bestimmt unter Hypoglykämie. Und Sie finden bestimmt auch einen Arzt, der Ihnen das bestätigt.

✚ Erste Hilfe

Ändern Sie Ihre Diät!

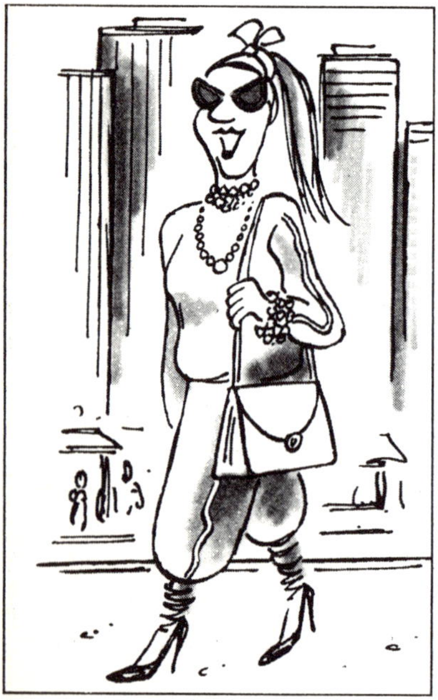

Das typische Opfer der Hypoglykämie

1. Hören Sie auf, alle die Nahrungsmittel in sich hineinzustopfen, die große Mengen Zucker enthalten. Dann werden Sie nicht auch noch die gräßliche Erfahrung machen, kurz nach jedem Essen einen großen Tropfen Blutzucker ausscheiden zu müssen.

2. Essen Sie ununterbrochen Schokolade und Bonbons. Das führt zu einer Hyperglykämie, zu einem zu hohen Blutzuckerspiegel, und das ist ein neues und noch viel besseres Syndrom, um nicht vom ,,Krankheitsbild" zu sprechen.

Venerische Erkrankungen

Natürlich wissen Sie nicht, was sich hinter diesem geheimnisvollen Wort verbirgt. Nun, hier verwenden die Mediziner gerne unbekannte Fremdworte, denn venerische Krankheiten heißen zu deutsch ,,Geschlechtskrankheiten". Die Ärztesprache in den dafür zuständigen Kliniken ist gespickt mit geheimen Fachausdrükken und Kürzeln, um dem Patienten die Peinlichkeit solcher Dia-

Venerische Erkrankungen

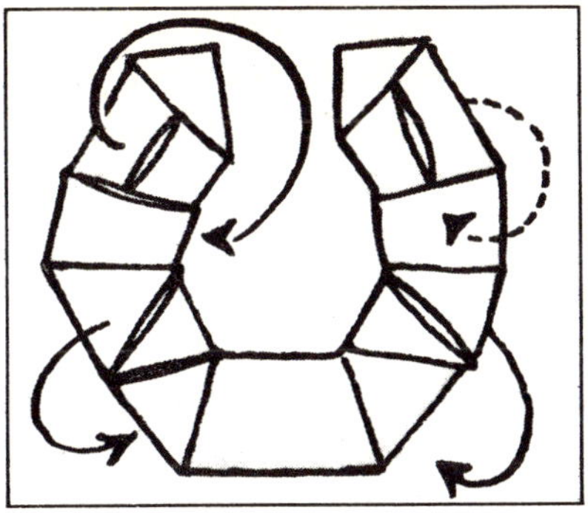

Origami oder wie der Klodeckel abzudecken ist

gnosen zu ersparen – oder der Klatschbase im Nachbarbett den Stoff. Als eingefleischter Hypochonder haben Sie jedoch das Recht darauf zu erfahren, was aus Ihrem Krankenblatt für den eingeweihten Leser alles zu entnehmen ist.

G.O. = Gonorrhö, medizinischer Fachausdruck für Tripper.

H.W.G. = Häufig wechselnde Geschlechtspartner, na, da mußte man sich ja anstecken.

L II = Syphilis im zweiten Stadium

P.A. = Primär-Affekt, erstes Hautzeichen nach Ansteckung mit Syphilis.

Während der Pubertät leiden alle Hypochonder unter der schrecklichen Angst, sich auf einem fremden Klo eine Geschlechtskrankheit zu holen. Sie haben niemals dem Gerücht geglaubt, man könne sich nur durch den Geschlechtsverkehr anstekken. Alle Hypochonder schneiden sich Papierauflagen für die Toilettenbrillen zurecht, wann immer sie ein fremdes Klosett benutzen. Das verhindert nicht nur Ansteckungen, sondern entspannt – wie die japanische Kunst, Papier zu falten, die sich „Origami" nennt.

Neuerdings hat sich die medizinische Forschung endlich der Meinung der Hypochonder angeschlossen, als nämlich die zweite Welle der Geschlechtskrankheiten entdeckt und erforscht wurde – der „Herpes" –, der eben doch nicht nur beim Verkehr übertragen wird.

Herpes-Viren können bis zu zweiundsiebzig Stunden außerhalb des menschlichen Körpers am Leben bleiben und also auch auf Toilettensitzen und Türklinken herumhocken.

Genau wie Sie als Hypochonder es also stets befürchtet hatten: Sie müssen nicht unbedingt Verkehr haben, um geschlechtskrank zu werden.

Die Ärzte unterscheiden zwar die Geschlechtskrankheiten in gewissen Punkten, aber sie alle haben auch gewisse charakteristische Gemeinsamkeiten.

Kuru

Zeichen und Symptome

1. Pickel an unüblichen Stellen.
2. Ausschläge – überall.
3. Eigenartige Ideen. Geisteskrankheiten sind ein Zeichen der späteren Stadien der Syphilis.
Hypochonder fürchten stets zu Recht, daß sie womöglich die frühen Stadien übergangen haben und nun verrückt werden, ohne es zu wissen . . . Und das alles, weil sie damals in der Autobahnraststätte auf der E 3 vergessen haben, die Klobrille mit Papier abzudecken.

Ursachen

1. Die sexuelle Revolution. Die Idee, es sei in Ordnung, wenn man während seines Lebens mit mehr als einer Person sexuellen Kontakt aufnimmt, ist Hauptursache für die rapide Verbreitung der Geschlechtskrankheiten.
2. Junggesellenkneipen. Wenn Sie tatsächlich eine besuchen, benutzen Sie niemals das Klo.
3. Sexueller Kontakt mit Unbekannten. (Sexueller Kontakt ist alles, was über ein freundliches „Hallo" hinausgeht.)

Erste Hilfe

Lassen Sie bei jedem Arztbesuch einen Test auf Geschlechtskrankheiten machen, auch wenn Sie im letzten Jahr mit niemandem geschlafen haben.

Vorbeugen

1. Benutzen Sie niemals eine Toilette außerhalb Ihrer Wohnung.
2. Schlafen Sie nur mit den Leuten, die den gleichen Glauben haben wie Sie.
3. Berühren Sie niemals Türklinken an öffentlichen Plätzen und Gebäuden. Niemand weiß schließlich, wer sie angefaßt hat.

Kuru

Kuru wird ausgelöst durch eine kleine und sehr exklusive Gruppe von Viren, die man auch „schlafende Keime" nennt. Sie kommen irgendwann unbemerkt in den

Kuru

Körper und lösen sieben, acht Jahre später plötzlich eine Krankheit aus.

Kuru, eine tödliche Krankheit, befällt das Gehirn. Kuru wurde in den Bergen von Neu Guinea entdeckt, bei Eingeborenen, die erkrankten, weil sie das Gehirn ihrer an Kuru erkrankten Vorfahren gegessen hatten. Es wurde nur bei diesen Stämmen in Neu Guinea beobachtet. Bisher.

Zeichen und Symptome

Die gleichen wie beim Gehirntumor.

Erste Hilfe

Erste Hilfe bei Kuru besteht im Vorbeugen: Essen Sie niemals Gehirne, ob sie von Ihren Verwandten stammen oder nicht.

Muskulatur und Knochengerüst

Es ist wahrnehmbar für jeden, der eine gewisse Zeit damit verbracht hat, in einem menschlichen Körper herumzulaufen, daß er nicht gerade gut entworfen ist. Muskeln und Knochen werden kaum mit dem Druck der Schwerkraft und der Fliehkraft der Erde fertig. Der Körper ist nicht nur schlecht zum Gehen geeignet (geschweige denn fürs Laufen!), er scheint auch äußerst kümmerlich fürs Heben, Stoßen und Ziehen ausgerüstet zu sein. Ja, selbst beim Sitzen gibt es durch ihn Probleme. Und auch längeres Liegen kann Schmerzen und Beschwerden verursachen.

Die größte Schwachstelle im Entwurf des menschlichen Körpers ist das Muskel- und Skelett-System. Es besteht aus dem Rükken, dem Nacken, den Knien und den Fußknöcheln. Das Muskel- und Skelett-System ist für bestimmte Ärzte wirklich nützlich, nämlich für Orthopädische Chirurgen. Die Tatsache, daß sie chirurgisch tätig sind, sollte Ihnen einiges über den Zustand des Muskel-Skelett-Systems verraten. Es ist die Heimstätte des Bandscheibenvorfalls, des Knochensplitters, des Wassers im Knie, der Arthritis und des Muskelkrampfs, ebenso wie der Mehrzahl nicht voneinander unterscheidbarer Wehwehchen und Schmerzen, mit denen Sie sich den ganzen Tag herumplagen müssen. Falls Sie Gymnastik treiben, können Sie einige dieser Schmerzen ausschalten. Sie laufen dann jedoch Gefahr, andere zu verursachen (siehe Gymnastik).

Glücklicherweise sind Erste Hilfe-Maßnahmen gegen muskel-

Der Rücken

skelettöse Beschwerden häufig ganz angenehm. Sie bestehen gewöhnlich aus heißen Bädern und ausgedehnten Perioden völliger Inaktivität. Um diese Techniken allerdings wirklich korrekt anzuwenden, ist es erforderlich, über eine hilfsbereite Familie oder treu sorgende Geister verfügen zu können.

Ursachen für Rückenschmerzen

Stehen	Werfen
Sitzen	Schleudern
Liegen	Auflehnen
Beugen	Knien
Greifen	Krabbeln
Heben	Klettern
Umdrehen	Hängen
Torkeln	Gleiten
Verdrehen	Fallen
Gehen	Turnen
Springen	Spülen
Rutschen	Waschen
Joggen	Bücken
Hüpfen	Abtrocknen
Stolpern	Fegen
Rennen	Aufräumen
Steigen	Abräumen
Strecken	Stoßen
Grapschen	Schieben
Tragen	Ziehen

Der Rücken

Der Rücken ist innerhalb des Körpers der bevorzugte Platz für Schmerzen aller Art. Andere Körperteile signalisieren dem Gehirn ihren Schmerz mittels Blitztelegrammen; der Rücken aber schreibt langatmige barocke Briefe.

Wegen seiner Bereitschaft, ständig Schmerzen zu produzieren, mag unser Rücken für alles Mögliche geeignet sein, ganz sicher aber nicht für eine wie auch immer geartete körperliche Aktivität. Aus diesem Grunde sollten Sie vermeiden, irgendetwas anzufassen oder gar anzuheben, was mehr als eine Hand erfordert und nach Möglichkeit versuchen, Sportarten zu meiden, die viel Bewegung erfordern.

Dennoch hat der Rücken auch seine Vorteile. Wie der Kanarienvogel den Bergarbeiter vor Sauerstoffmangel warnt, so stellt er eine Art Frühwarnsystem für körperlichen und seelischen Streß dar. Wenn Sie Kreuzschmerzen haben, dann wissen Sie genau, daß Sie oder irgendjemand in Ihrer Umgebung etwas falsch macht. Wenn Ihr Chef Sie in eine Kleinstadt mit sprichwörtlich schlech-

Der Rücken

Sex, oder das Tier mit den zwei Rücken, einer davon schmerzend

Menschen, die sich in Hypochonder verlieben, müssen gewillt sein, eine Vielzahl menschlicher Schwächen zu akzeptieren, aber wenn es um das intime Zusammensein geht, machen sie oft nicht mehr mit. Wie auch immer: Wenn Sie ein wehes Kreuz haben, kann Sex gefährlich werden. Starke Rükken bei beiden Partnern sind für die meisten Spielarten des Geschlechtsverkehrs unbedingt notwendig. Wenn Ihnen Ihr Kreuz wehtut, vor allem wenn ein Bandscheibenvorfall droht (Schmerzen oberhalb des Gesäßes, schnell vom stechenden zum schneidenden übergehend), sollten Sie möglichst jede Art sexueller Aktivität meiden, bei der Sie sich bewegen müssen. Sie könnten womöglich für immer zum Krüppel werden.

tem, regnerischem Wetter versetzen will, kann das grauenhafte Schmerzen im Nacken und in den Schultern auslösen. Auch der Besuch eines Rationalisierungsfachmannes in Ihrer Abteilung kann aus dem unteren Teil Ihrer Wirbelsäule einen einzigen schmerzhaften Knoten machen, der jedes Sitzen am Schreibtisch unmöglich erscheinen läßt. Sie werden feststellen, daß Sie daheim einige Tage Bettruhe einhalten müssen, auf jeden Fall solange, bis die unangenehme Situation überstanden ist. Erklären Sie Ihrem Chef, daß Leute mit solchen Schmerzen nicht effizient zu arbeiten vermögen.

☛ Zeichen und Symptome

1. Schmerzen im unteren Teil des Rückens – bohrend. Gewöhnlich Folge eines unbequemen Stuhles oder Chefs.
2. Schmerzen im unteren Teil des Rückens – heftig. Sie sind nicht imstande, sich zu bücken – oder überhaupt sich zu bewegen –, ohne unter starken Schmerzen zu leiden. Entweder Sie haben einen Bandscheibenvorfall oder Ihre Kündigung droht. Oder beides auf einmal.
3. Schmerzen im mittleren

Der Rücken

Rücken. Scharfe, bohrende Empfindung, sobald Sie eine falsche Bewegung machen. (Manchmal sind alle Bewegungen falsch.) Dies ist eine Muskelverletzung und gewöhnlich Folge unnötiger lebhafter körperlicher Aktivitäten, wie zum Beispiel Lebensmitteleinkäufen.

4. Schmerzen im oberen Kreuzbereich und dem Nakken. Das kann Ihren Kopf in eine ständige Schrägstellung versetzen. Verursacht wird das durch häusliche Spannungen oder durch Schlaf bei offenem Fenster. Versuchen Sie derartige lästige Reizungen zu eliminieren, ehe Sie einen Eheberater aufsuchen.

✚ Erste Hilfe

1. Gehen Sie vornübergebeugt. Viele an Rückenschmerzen Leidenden finden, diese Methode schaffe etwas Erleichterung. Sie können sich beim Laufen nach vorn oder zu einer Seite beugen. Nur nach hinten gebeugt können Sie nicht laufen. Nach vorn gebeugt gehen heilt Sie zwar nicht,

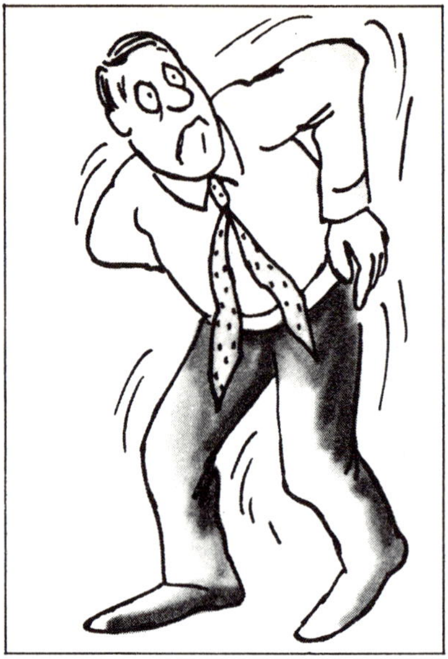

Bei Rückenschmerzen vornüber gebeugt gehen

aber es lindert den Schmerz und verschafft Ihnen selbst bei wildfremden Leuten auf eine Weise Sympathie, mit der Sie sonst auch durch ständiges Jammern nicht rechnen dürften.

2. Legen Sie sich hin. Das ist die beste Behandlungsmethode für alle Arten von Kreuzschmerzen. Vermeiden Sie alles, wobei Sie stehen oder sitzen oder den Rücken sonstwie belasten müßten. Dies schließt Kochen, Abwaschen, Schreib-

Knochenbrüche bei Streß

maschine-Schreiben und Abendessen mit Leuten ein, die Sie nicht ausstehen können. (Wahre Freunde haben nichts dagegen, wenn Sie sich zum Essen auf der Couch ausstrecken).

3. Vernünftige Gymnastik. Seien Sie vorsichtig; denn wenn Ihr Schmerz durch einen Bandscheibenvorfall verursacht wurde, könnten Sie durch eine einzige falsche Bewegung im Krankenhaus landen. Beugen Sie sich vor und berühren Sie Ihre Oberschenkel. Atmen Sie tief ein und aus. Laufen Sie im Wohnzimmer herum.

Knochenbrüche bei Streß

Offensichtlich können in unserem Skelett- und Muskelsystem Knochen brechen.

Sie werden hoffentlich einen guten Instinkt entwickeln, sich nicht Situationen auszusetzen, wo Knochenbrüche ganz normale Vorkommnisse sind – gefährliche Sportarten wie Skilaufen, Bergsteigen oder Rock'n' Roll. Es gibt natürlich viel mehr als die aufgezählten Möglichkeiten, sich die Knochen zu brechen, am meisten sollten Sie sich vor einer speziellen Gefahr hüten: dem Streßbruch. Natürlich kommt soetwas bei Vollblutgäulen und Marathonläufern häufiger als bei Hypochondern vor. (Wer es fertigkriegt, einen Marathonlauf zu bestreiten, kann sich sowieso nicht als Hypochonder bezeichnen.) Sie können Ihr Schienbein weiß Gott überbelasten, wenn Sie jeden Tag zwanzig Kilometer auf Asphalt herumlaufen. Aber auch die Belastung, sich während der Hauptverkehrszeit durch eine Fußgängerzone zu drängeln oder die Anspannung bei dem Versuch, bei einer wichtigen geschäftlichen Verhandlung nicht herumzuzappeln, sollte nicht unterschätzt werden. Wir leiden alle unter Streß, nicht nur unter körperlichem, auch unter psychischem.

Formen von Streß-Brüchen

1. Spaziergängers Überraschung. Übertriebenes Spazierengehen, vor allem auf kurvenreichen Strecken, kann zu schwersten Verletzungen führen, vor allem mit einem Hund an der Leine. Ein kleiner Fehltritt, und

Muskelzucken und -krämpfe

die Belastung irgendeines Knochens kann zu groß werden.

2. Überlastungsbruch. Dies entspricht in vielen Punkten dem Kopfschmerz bei Überanstrengung. Der Unterschied besteht darin, daß sich hier die Überlastung an Schienbein oder Arm zeigt und daß dies zum Bruch führt. Das kann bei enervierenden Geschäftsbesprechungen oder bei Familientreffen vorkommen.

☛ Zeichen und Symptome

1. Ein gebrochener Knochen, und wenn es nur ein ganz kleiner Bruch ist, verursacht fürchterliche Schmerzen.

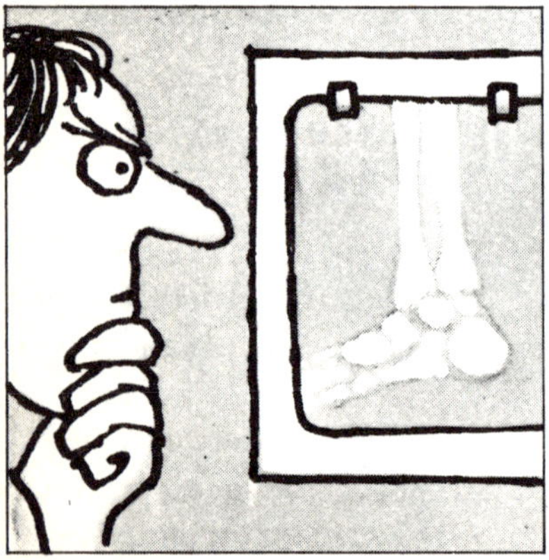

Überprüfen Sie Ihre Röntgenbilder selbst

2. Wenn ein Fußknochen bricht, spürt man Schwierigkeiten beim Laufen.
3. Bei Armbrüchen gibt es Schwierigkeiten, den Rettungswagen herbeizuwinken.

✚ Erste Hilfe

1. Lassen Sie sich röntgen. Fordern Sie eine Kopie für Ihre Unterlagen an. Vielleicht wollen Sie das Ergebnis überprüfen, um herauszufinden, ob der Arzt womöglich etwas übersehen hat. Wenn er sich sträubt, so weisen Sie ihn darauf hin, daß ja Sie für Film und Entwickeln bezahlt haben.
2. Verlangen Sie einen Gipsverband. (Siehe die Verbände des Hypochonders.)
3. Vermeiden Sie körperlichen oder psychischen Streß.

Muskelzucken und Muskelkrämpfe

Zu unserem Muskelsystem gehören Muskeln, die charakteristische

Muskelzucken und -krämpfe

Eigenarten aufweisen, hauptsächlich Zucken und Krämpfe. Das sind ganz offensichtlich unkontrollierte Bewegungen. Nichts kann einen Hypochonder mehr irritieren, als wenn Teile seines Körpers, die normalerweise unter strengster Kontrolle stehen wie Muskeln, plötzlich ein Eigenleben zu führen beginnen.

Von Muskeln erwartet man nicht, daß sie sich selbständig machen, aus mehreren Gründen. Sie wollen doch nicht erleben, daß Ihr Körper zum Einkaufen in den Supermarkt rennt, während Sie mit Schlafen beschäftigt sind. Sie wollen sich doch bestimmt auch nicht plötzlich beim Tanz in einer Disko wiederfinden, oder? Das ist der Grund, wieso unserem Verstand die Herrschaft über unsere Muskeln gegeben wurde, jedenfalls die meiste Zeit.

Manchmal jedoch rebelliert unser Körper. Überdrüssig des Zwangs, sich ständig gegenüber dem Verstand unterwürfig zu benehmen und solchen Anweisungen zu folgen wie „Iß die dritte Sahnetorte!" oder „Schau dir die Nachtvorstellung an!", übernimmt er die Kontrolle und unternimmt etwas auf eigene Faust. Zum Glück ist der Körper nicht daran gewöhnt, Macht auszuüben. Wenn er versucht, allein in einen Park zu rennen, ist das einzige Resultat ein Zucken des Beinmuskels oder ein schmerzhafter Krampf. Diese Krankheiten treten immer sehr plötzlich auf und können als Zeichen dafür gewertet werden, daß sich der Körper mißbraucht fühlt.

☛ Zeichen und Symptome

1. Der abgestorbene Fuß. So etwas passiert üblicherweise mitten in der Nacht, wenn Sie sich im Bett umdrehen. Plötzlich fühlt sich der Fuß an, als gehöre er einem Mädchen aus dem alten China, und ein brennender Schmerz breitet sich über den Fußrücken aus. Wenn das jemals in der Wade oder im Hüftbereich auftritt, kann Sie das für Ihr Leben zum Krüppel werden lassen.

2. Das Muskelzucken. Das kann überall am ganzen Körper auftreten und wird von einem Muskel ausgelöst, der eigentlich nicht ständig zittern und zucken sollte. Das Zucken kann Schrecken verursachen, weil es aussieht, als erlitte eine kleine Eidechse einen qual-

Muskelzucken und -krämpfe

vollen Tod – ausgerechnet unter Ihrer Haut. Vergessen Sie nicht: es ist lediglich der Körper, der einen kleinen Anfall erleidet.

3. Das Flirt-Auge. Hier handelt es sich um ein Zucken des Augenlids. Die Schwierigkeit damit: es ist auch für andere Leute sichtbar. Ein Muskelzucken am Bein kann während der meisten Geschäftsbesprechungen unbemerkt bleiben. Ein Lidzucken aber nicht. Es verleitet womöglich zu dem Eindruck, Sie wollten sich wildfremden Menschen anbiedern, und kann sogar üble Folgen für Sie haben, zum Beispiel, wenn Ihr bester Freund Ihnen seine Verlobte vorstellt.

✚ Erste Hilfe

Das Grundprinzip der Behandlung von Muskelzucken und Muskelkrämpfen ist: „Gib dem Körper, was er will!" Was er will, ist entweder Ruhe oder Bewegung – je nachdem, was als letztes dran war. Sie müssen selbst am besten wissen, wie Sie Ihren Körper mißhandelt haben.

1. Wenn es ein Beinkrampf ist, führen Sie Ihren Körper zum Tanz.
2. Oder stellen Sie sich auf ein Bein.
3. Oder nehmen Sie ein heißes Bad.
4. Bei Lidzucken verbringen Sie mindestens acht Stunden in einem verdunkelten Raum.
5. Wenn das alles nichts hilft, legen Sie eine Pistole an den zuckenden Muskel und drohen Sie ihm, ihn zu erschießen.

Wunden

Als Hypochonder sind Sie natürlich immer krank, aber Sie sind nicht ständig verletzt. Früher oder später jedoch werden Sie unter schrecklichen Wunden zu leiden haben, weil die Welt nun einmal voll von Verletzungen ist, die nur darauf warten, jemanden anzuspringen.

Da liegen Messer in den Küchenschubladen auf der Lauer, Hämmer warten auf Regalen in Garagen, abgestellte Skier drohen in Gästeklosetts. Eine Heimwerkstatt, die einem ahnungslosen Betrachter als ein gemütlicher Platz erscheint, um einen Nachmittag dort zu verbringen, ist in Wirklichkeit eine Folterkammer, in welcher Stichwunden, Abschürfungen, Kratzer und Quetschungen lauern, von Schnittwunden ganz zu schweigen.

Selbst wenn Sie die Werkstatt nicht betreten, wird es Ihnen nicht gelingen, allen Verletzungen aus dem Weg zu gehen. Bereits ein Kartoffelschälmesser kann Sie hereinlegen. Tatsächlich kann so gut wie alles Ihre Haut zerschneiden – Papier, Heftklammern, Nagelfeilen oder ein zu heftig bewegter Bimsstein. Ein Rhinozeros, ein Elefant, ein Krokodil – diese Lebewesen haben wenigstens eine Haut, die den Namen auch verdient. Wir Menschen sollten ebensogut ausgerüstet werden, mit kratzfestem Kunststoff zum Beispiel.

Schnittwunden

Stattdessen müssen wir uns weiterhin mit unserer dünnen Haut begnügen. Aufs Äußerste ausgedehnt, um den ganzen Körper zu bedecken, stellt sie unseren ganzen Schutz nicht nur vor äußeren Verletzungen, sondern auch vor Krankheiten dar. Bedenken Sie bitte, daß Schnittwunden nicht nur weh tun und bluten, sie können auch noch Infektionen verursachen!

Ein eingeklemmter Finger mag zunächst nicht nach viel aussehen, was aber ist mit der anschließenden Blutvergiftung, mit Gangrän, dem Brand, oder dem folgenden Wundstarrkrampf? Lassen Sie sich von kleinen Verletzungen nicht zum Narren halten; nehmen Sie sie stets so, wie sie genommen werden wollen: ernst.

Schnittwunden

Eine Schnittwunde ist eine Bresche im Schutzwall Ihres Körpers, der Haut. Gesund bleiben und die Keime aus dem Körper herauszuhalten, dorthin, wohin sie gehören, anstatt innen in Ihrem Körper, gleicht der Verbrecherbekämpfung. Genau wie ein aufgebrochenes Schloß oder eine offene Tür Diebe und Mörder in Ihr

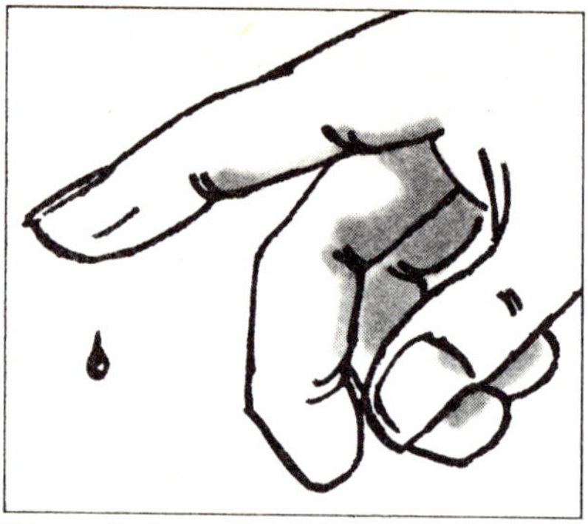

Wenn die Haut durchbohrt wird, blutet sie unvermeidlich

Haus einlädt, genauso öffnet eine Hautwunde Infektion und Krankheit Tür und Tor. Vergessen Sie nie: wenn Blut aus dem Körper austritt, können andere Dinge ungehindert hinein.

☛ Zeichen und Symptome

Blut! Schnittwunden bluten gleichbleibend.

● Arten von Schnittwunden

1. Schmerzhafte. Diese Schnitte sind klein, verursachen aber große Schmerzen. Zum Beispiel: Sie planen die Bestellung Ihres Gartens für den Sommer, und Sie denken darüber nach, welche Heilkräuter Sie in diesem Jahr pflanzen wollen. Um herauszufinden, ob auch Enzian-Samen angeboten

Schnittwunden

wird, ziehen Sie die scharfe Ecke der Titelseite des Gartenkatalogs durch Ihren zweiten und den dritten Finger – schon ist es passiert. Ein schmerzhafter Schnitt ist die Folge.

2. Häßliche. Meiden Sie diese Schnitte! Keiner kann einen dreckigen Bluter ausstehen. Als erwachsener Hypochonder mit Selbstachtung sollten Sie, wenn schon, dann auf saubere Schnitte Wert legen, vielleicht besonders schmerzhafte, doch lieber stark blutende, falls die Verletzung das erfordert. Niemals aber sollten Sie sich schmutzige erlauben. Die typische häßliche Schnittwunde ist von der Art, wie sie sich zehnjährige Jungen zuziehen, wenn sie mit dem Fahrrad stürzen und auf Schotter, Asphalt oder zerbrochenem Glas brutalst aufschlagen. Das Ergebnis: Blut und Hautfetzen am Arm oder auf dem Knie, was selbst sympathiebereite, mitfühlende Menschen abstoßen muß.

3. Stichwunden. Das sind diejenigen, die Eiterungen und Wundstarrkrampf verursachen. Sie bluten oft nicht einmal richtig und können unsichtbar sein. (Halten Sie stets eine Lupe griffbereit!) Aber sie tragen die Anlagen für schwere Krankheiten in sich. In der Tat kommt es gar nicht darauf an, wie groß die Wunde ist oder wie tief. Wenn etwas Scharfes, Spitzes Ihre Haut durchdringt, brauchen Sie einen Schuß Tetanus. Merken Sie sich den einfachen Reim: „An jeder Wunde geht wer zu Grunde!“

4. „Oh Gott, ich verblute!“ Aus schmerzhaften, schmutzigen Schnitten und Stichwunden kann Blut tröpfeln, tropfen, ausströmen oder hervorquellen wie Tränen. Aus Fleischwunden kann

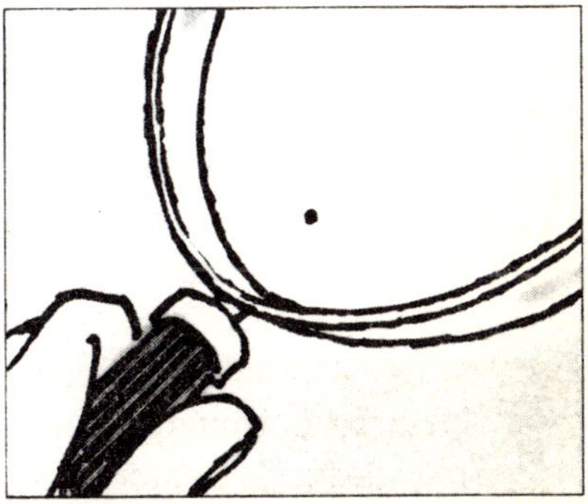

Punktförmige Wunde

Schnittwunden

man das Blut herausschießen sehen, was gewöhnlich den Kommentar auslöst: „Hilfe, ich verblute!" Das ist tatsächlich eine der Möglichkeiten, wenn Blut fließt. Aus diesem Grunde ist unverzügliches Handeln vonnöten.

Ursachen gewöhnlicher Schnittwunden

Ursache für einen Schnitt ist oft ein scharfer Gegenstand, zum Beispiel ein Messer. Das ist aber nicht die ganze Wahrheit. Oft wurde das Messer geradezu so hingelegt, als warte es auf Sie. Wer tat das? Beantworten Sie diese Frage und Sie haben die eigentliche Ursache für Ihre Verletzung gefunden.

Es liegt also klar auf der Hand: wenn Sie Verletzungen verhindern wollen, müssen Sie sich vor Messern, Kartoffelschälern, Mixern, Rasierklingen, Büchsen, Büchsenöffnern, Muscheln und Korkenziehern hüten. Die tieferen Hintergründe sind schwerer zu entdecken, aber letztlich wichtiger.

Die tieferen Hintergründe für Verletzungen

Päpste der Kochkunst. Das Zubereiten von Speisen ist eine gefährliche Tätigkeit, oft verbunden mit der Benutzung von Messern, von denen die Kochkünstler, die Bücher verfassen und in Zeitschriften schreiben, behaupten, sie müßten stets geschärft werden. Sie behaupten auch, scharfe Messer verursachten weniger Unfälle. Das mag vielleicht wahr sein, aber diejenigen, die nicht zu verhindern sind, werden umso blutiger. Verwenden Sie lieber stumpfe Messer. Ein Messer, mit dem Sie keine Tomate durchzuschneiden vermögen, kann Sie auch nicht am Finger verletzen.

Ehefrauen. Sie legen oft ein scharfes Messer verkehrt herum in die Schublade oder lassen die Küchenmesser schleifen, ohne Ihnen etwas davon zu erzählen. (Ein Messer zu benutzen, das man für stumpf hält, das in Wirklichkeit frisch geschliffen ist, ist besonders gefährlich). Andere Schnittverletzungen entstehen, wenn die Frau vergißt, die Post zu öffnen, was bei Ihnen zu Verletzungen durch scharfes Papier führen kann.
Dabei muß man speziell im Verkehr mit der Familie vorsichtig sein mit Anschuldigungen. Wer von Ihnen gerade angeschnauzt wurde, weil er das Schälmesser nicht in die Scheide zurückgesteckt hat, wird nicht gerade begeistert sein, Ihnen beim Anlegen eines Verbandes zu helfen.

Kinder. Kinder können Schnittwunden verursachen, indem sie Sie ärgerlich oder wütend machen. Wenn Sie zum Beispiel gerade dabei sind, Knoblauch zu hacken, und Ihr Dreijähriger erklärt Ihnen, er möge Sie nicht, wird es gefährlich. Sie denken gerade darüber nach, ob er wohl schon unter dem Oedipus-Komplex litte? Ob es ihm gut ginge? Ob es mit Ihnen gut ginge? Alle diese Gedanken im Kopf zu wälzen, während Sie Knoblauch hacken, ist ein bewährtes Rezept für eine Katastrophe.

Schnittwunden

✚ Erste Hilfe

Jede Blutung stellt einen Notfall dar. Der Grund, warum Leute in Ohnmacht fallen, wenn sie Blut sehen, ist einleuchtend: Man rechnet in der Regel nicht damit, es zu sehen. Es sollte im Körper bleiben. Wenn es draußen herumspritzt, ist dies ein sicherer Hinweis darauf, daß irgend etwas nicht in Ordnung ist. Schnellstes Eingreifen ist erforderlich.

1. Ausgenommen Fleischwunden sollten alle Schnittwunden sofort mit kochendem Wasser und Seife ausgewaschen werden; das bereitet starke Schmerzen und verdeutlicht Ihnen, wie ernst die Verletzung ist. Es kann außerdem dazu führen, daß Sie ohnmächtig werden oder vor Schmerz laut schreien. Das sollte die Aufmerksamkeit der Familie oder der Mitarbeiter auf Sie ziehen, die Ihnen auf der Stelle zur Hilfe zu eilen. Wenn niemand in Rufweite ist, benutzen Sie ersatzweise besser lauwarmes Wasser.

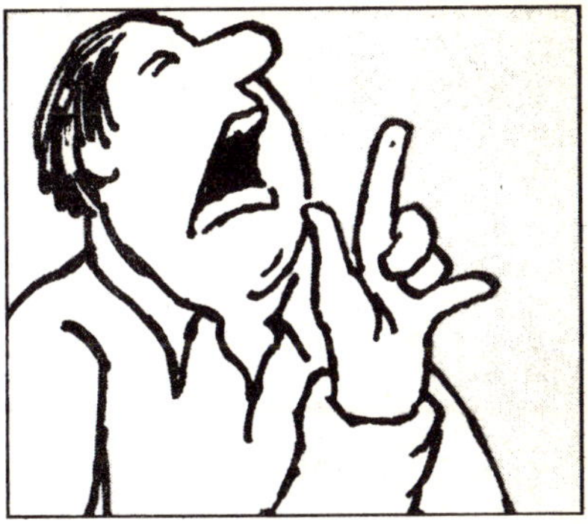

Liebling, ich verblute!

2. Untersuchen Sie die Wunde mit größter Sorgfalt, wobei Sie vernehmlich zu sich selbst sagen ,,Mein Gott, diesmal habe ich mich richtig geschnitten" oder ,,Sieh dir das an: das ging genau durch die Haut!"

3. Auch wenn es nur eine punktförmige Wunde ist, holen Sie sich eine Spritze gegen Wundstarrkrampf. Holen Sie sich immer eine Wundstarrkrampfspritze!

4. Ziehen Sie jemanden hinzu, der beim Anlegen des Verbandes hilft. Nehmen Sie ausreichend Verbandmull und Leukoplast. Für alles, was im Augenblick blutet, sind normale Mullbinden zu schmal. Heben Sie die für Pickel und kleine Risse auf.

Schnittmuster

Fallbeschreibung

Eine Frau, die unter der ständigen Angst vor Maulsperre litt, trat in einen Reißnagel, gerade als sie mit ihrem Mann in Urlaub fliegen wollte. Ihr Flugzeug ging in fünf Stunden. Was sollte sie tun? Eine Stunde schrecklicher Gewissensbisse verging, während sie sich fragte, ob sie es in ihrem Zustand riskieren könnte, einen langen Flug in eine fremde Stadt zu unternehmen.
Schließlich entschieden sich die beiden, in die Notaufnahme zu gehen, wo sie eine Tetanusimpfung verlangte. Der Arzt zögerte. Er konnte die Stelle nicht finden, an welcher der Reißnagel ihre Haut durchbohrt hatte. Außerdem entnahm er ihrem Krankenblatt, daß sie wegen der gleichen Sache bereits vor einem Jahr dagewesen und eine Spritze gegen den Wundstarrkrampf bekommen hatte. Es sei zu früh für eine neue Spritze, sagte er. Die Frau bestand aber darauf. Schließlich gab er nach, nachdem sie eine ihn entlastende Erklärung unterschrieben hatte. Kaum war sie im Flugzeug, begann ihr Mund aufzuklappen. Niemand von der Besatzung wußte, wie lange es dauerte, bis eine Maulsperre einträte; eine Notlandung wollten sie nicht machen. Man bot ihr eine kostenlose Extraportion Fruchtsaft an. Die Frau, in völliger Panik, machte während des ganzen Fluges ununterbrochen ihren Mund auf und zu, um eine dauernde Maulsperre zu vermeiden.
Sie hatte damit Erfolg. Als sie aber am nächsten Morgen aufstand, war ihre Kaumuskulatur ganz steif von dem vielen Auf- und Zumachen, so jedenfalls vermutete ihr Mann. Sie war nicht gänzlich überzeugt davon, ob sie nicht doch einen leichten Fall von Wundstarrkrampf gehabt hatte, entweder weil sie zu früh wieder eine Impfung bekam, oder weil die Impfung erst nach fast zwei Stunden erfolgte. Sie lebte den Rest ihres Lebens in der Angst vor Maulsperre – und vor Spritzen gegen den Wundstarrkrampf.

Wenn keine Hilfe da ist, legen Sie den Verband ganz schlampig an. Erklären Sie später, es sei unmöglich gewesen, mit nur einer Hand eine derartig schwere Verletzung vernünftig zu verbinden.

5. Wenn jemand den Verband sieht und Sie fragt, was passiert ist, lügen Sie nicht. Sagen Sie „Oh, es ist nur ein ganz kleiner Schnitt." Angesichts des Riesenverbands wird Ihnen keiner glauben. Stattdessen werden sie denken:

   a) Sie sind schwer verletzt

   b) Sie sind sehr tapfer

Wenn reichlich Blut fließt

Fleischwunden verlangen umfassendere Erste-Hilfe-Techniken.

1. Sagen Sie niemals Blutung! Sagen Sie „Hämorrhagie".

Schnittmuster

2. Binden Sie niemals Ihren Arm ab. Das sieht zwar dramatisch aus, kann aber zur Folge haben, daß er abfällt.

3. Druck stillt Blutungen. Sie können entweder auf die Wunde selbst oder auf Ihre Frau Druck ausüben. Wenn Sie sagen ,,Schatzi, ich verblute", kommt sie Ihnen vielleicht zur Hilfe.
   Wenn sie nicht hilft, versuchen Sie es mit den Kindern. Kinder schrecken meistens nicht so sehr vor Verletzungen zurück, weil sie selber so oft bluten, und sind so in der Lage, einen kühlen Kopf zu bewahren. Bezahlen Sie sie mit Schokolade. (Das kann auch bei Ihrer Frau wirken). Sie können es auch mit den Nachbarn versuchen, es kommt darauf an, was für Typen das sind. In Großstädten allerdings hat es sich nicht bewährt, irgendjemanden wissen zu lassen, daß man blutet. Die Leute halten das für ein Zeichen von Schwäche.

4. Legen Sie sich einen richtig großen, repräsentativen Verband an! (Siehe ,,Stilvoll einkleiden")

Wie man einer Infektion vorbeugt

Schmerz und Blut sind nichts gegen die Gefahr einer Wundinfektion. Jede Verletzung muß während des gesamten Heilungsvorganges ununterbrochen beobachtet werden. Farben geben die wichtigsten Hinweise auf eine drohende oder beginnende Infektion. Wenn Sie rot sehen, handeln Sie sofort. Wenn Sie jetzt abwarten, wird sich die Wunde erst blau, dann gelb und dann schwarz färben. Alles nach blau bedeutet die Amputation!! Kontrollieren Sie die Wunde täglich auf den Fortschritt der Heilung. Beachten Sie bitte die folgenden Richtlinien:

1. Lassen Sie keine Keime in die Wunde hinein. Wunden müssen aber atmen können. Entwickeln Sie daher eine Verbandtechnik, die zwar Luft, aber keine Keime in die Wunde läßt. Wenn Sie das nicht schaffen, halten Sie wenigstens sichtbaren Dreck aus der Wunde heraus!

Prellungen

2. Wechseln Sie den Verband und Ihre Kleidung täglich. Verbände sind ja letztlich die Kleidung der Wunden, der Verbandmull die Unterwäsche (Schwarzer Verbandmull verdreckt genau so schnell wie schwarze Unterwäsche!)
3. Berühren Sie niemals eine Kruste. Krusten sind körpereigene Verbände und sollten unberührt bleiben.

Prellungen

Prellungen, volkstümlich auch ,,blaue Flecken genannt", sind innere Verletzungen. Die Haut bleibt zwar unbeschädigt, aber unter ihr blutet der Körper ähnlich wie ein ruhiger Mensch auf eine schwere Beleidigung reagiert. Hypochonder ziehen sich wie reife Pfirsiche leicht Druckstellen zu. Symptome einer Prellung sind unübersehbar. Wenn Sie eine davontragen, müßten Sie es also sofort merken.

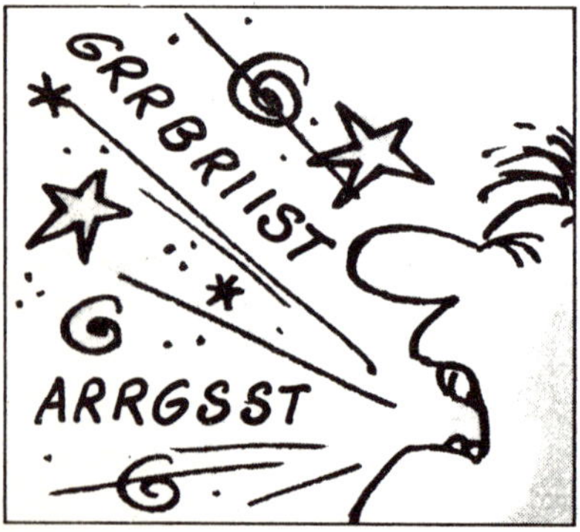

Die Symptome einer Schädelprellung

☛ Zeichen und Symptome

1. Der Schrei. Sie sind höchstwahrscheinlich ein Stadtmensch, der lieber seufzt als brüllt. Doch die erste Greueltat einer Beule besteht bereits darin, Sie eine üble Verwünschung ausstoßen zu lassen. Wenn Sie sich selbst dreckige Schimpfwörter ausstoßen hören, haben Sie sich entweder selbst eine Prellung zugefügt oder Sie leiden unter dem La Tourette-Syndrom. (Das ,,La Tourette-Syndrom" ist ein Leiden, vorwiegend neurotischer Art, dessen Opfer unkontrollierten Zuckungen und Ausbrüchen von Profanität ausgesetzt sind.)
2. Die Beule. Prellungen produzieren Schwellungen, oft äußerst dramatische. Das bringt einen schwer aus der Fassung. Schmerz ist die eine Seite der Medaille. Die andere zeigt ein anderes

Prellungen

Bild: Ihr Körper ist von Kopf bis Fuß von eiförmig aufgeblähten Wülsten entstellt, oder Ihre Finger sind bis zur Unförmigkeit geschwollen.

3. Die Farben. Prellungen verursachen blitzschnell einen außergewöhnlich prachtvollen medizinischen Regenbogen aus allen Schattierungen von Braun, Gelb, Schwarz und Blau. Wie Herbstlaub werden Ihre Prellungen mit den Jahreszeiten die Farben wechseln; darauf müssen Sie gefaßt sein.

✕ Ursachen

Der tiefere Grund für die meisten Prellungen liegt in einem Mangel an Koordination. Angst vor der Umwelt dürfte Sie wie andere Hypochonder dazu veranlassen, sich in einer, sagen wir, nicht gerade graziösen Art und Weise fortzubewegen. Weil die Angst Ihr ständiger Begleiter ist, irgendwo gegenzurennen, werden Ihre Schritte unsicher. Und schon können Sie ganz gewiß sein, daß Sie auf alles Mögliche draufknallen, am Tische anecken, Stühle umrennen, sich an Türen und Wänden stoßen. Und manchmal fallen Sie sogar hin.

✚ Erste Hilfe

Wegen der fürchterlichen Veränderungen, die Prellungen im Körper verursachen, ist es von größter Wichtigkeit, die Meinung anderer über Sie einzuholen. Doch es ist schwierig, andere Leute zu motivieren, diese Deformationen genau zu untersuchen.

1. Sagen Sie: ,,Was für eine Beule! Haben Sie sowas schon mal gesehen? Fühlen Sie mal, wie groß die ist!"

2. Sagen Sie: ,,Sehen Sie mal diese Farben an. Haben Sie das je gesehen? Das muß innerlich schrecklich geblutet haben!"

3. Ausgenommen die Körperteile, die nur einmal vorhanden sind wie der Kopf, sollten Sie alle, die es zweimal gibt, miteinander vergleichen, den geschwollenen, verunstalteten Arm mit dem normal gebliebenen und so

Prellungen

fort. Ziehen Sie andere Leute bei der Beurteilung zu Rate und lassen Sie sich bestätigen, daß der eine Finger doppelt so dick wie sein Gegenpart an der anderen Hand ist. Prüfen Sie auch die Form sorgfältig – für den Fall, daß ein Glied gebrochen ist.

4. Wenn Sie sich erst einmal davon überzeugt haben, daß Sie eine Prellung und keinen Schädelbruch und auch keinen gebrochenen Daumen beklagen müssen, legen Sie Eis auf. Aber gehen Sie auch dabei behutsam vor. Behalten Sie stets im Auge, daß Ihr Körper bereits angegriffen worden ist. Knallen Sie nicht auch noch den Eisbeutel auf die jetzt besonders empfindliche Stelle, sondern wickeln Sie den Eisbeutel extra in ein Handtuch ein, vorzugsweise eines, das extraweich und kuschelig ist.

5. Auch wenn Ihre Wut längst verraucht ist und Ihre Flüche verklungen sind, werden Sie immer noch Ärger in sich spüren wie Glut unter einem Haufen Asche. Sie werden versucht sein, dem Gegenstand, der die Prellungen verursacht hat, einen heftigen Tritt zu versetzen. Tun Sie das nicht! Sie ziehen sich womöglich zu allem Überfluß auch noch einen gebrochenen Zeh zu, eine Verletzung, die Sie bestimmt in Tränen ausbrechen ließe. Unterdrücken Sie Ihren Zorn, flüchten Sie sich lieber in eine Depression. Dann sollten Sie sich ein ruhiges Plätzchen suchen, wo Sie sich so richtig von Herzen bedauern können und versuchen Sie darüber hinaus, jemanden zu finden, der auch Mitleid mit Ihnen hat.

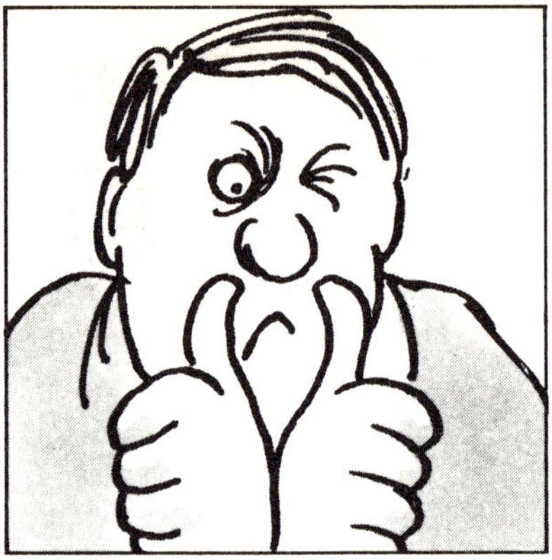

So wird die Verletzung diagnostiziert

Verbände mit Stil

Wenn Verbände anzulegen sind, muß ein Hypochonder sehr viel mehr Erfahrung haben als jemand, der nur ein Stückchen Gaze auf eine Wunde pappen möchte. Es ist nämlich nicht nur wichtig, Infektionen zu verhüten und die Wunde zu versorgen, der Verband muß auch etwas über die Schwere der Verletzung aussagen, unter der Sie leiden müssen, und sollte Außenstehenden gleichzeitig signalisieren, was für ein Mensch Sie sind. Ein gelungener Verband kann tausend erklärende Worte ersetzen.

Ihr Verband soll der Außenwelt den deutlichen Eindruck vermitteln, daß Sie verletzt wurden und etwas Mitgefühl verdienen. Wenn Sie das stets im Auge behalten, werden Sie die beste Technik, Verbände anzulegen, leicht erlernen. Zum Beispiel wird es Ihnen sicher sofort einleuchten, daß mit einem bloßen Pflaster nicht viel Sympathien zu gewinnen sind. Ein Gipsverband, der den ganzen Körper umhüllt dagegen, wird selbst solche Leute zu Tränen rühren, die Sie sonst nicht eben leiden können.

Natürlich sollten Sie andererseits in vernünftigem Rahmen bleiben; Sie können keinen Gipsverband über einen kleinen Kratzer anlegen. Aber Sie können eine Menge Mull und Leukoplast darauf tun. Eine Wunde, die mit einem Pflaster versorgt wurde, ist und bleibt ein Kratzer. Eine Wunde, die mit Verbandmull und zahlreichen Binden bedeckt worden ist, kann dagegen nur eine klaffende Fleischwunde sein. Halten Sie also stets große Mengen Verband-

Wundverbände

mull, Binden, Leukoplast in den unterschiedlichsten Größen bereit.

Versuchen Sie nur nicht, den Eindruck, den Sie auf andere machen, ohne Not abzuschwächen. Wie bei der Kleidung auch, sind Verbände der Mode unterworfen und sollen den Blickfang abgeben. Sobald Sie erst einmal alle Blicke auf sich gezogen haben, können Sie die Leute in eine Diskussion darüber verstricken, wie Sie verletzt wurden, wie weh die Wunde tut und welche Chance besteht, daß womöglich ein Wundbrand ausbricht.

Wundverbände

Sie können niemals zu reich sein, niemals zu dünn, oder niemals einen zu großen Verband haben. Und darüber hinaus muß Ihr Verband Ihren persönlichen Stil ausstrahlen.

Grundregeln für Verbände

1. Zum Smoking paßt dünne weiße Mullgaze mit dezentem mittelbraunen Pflasterstreifen. (Merke: Der Verband sollte bei der Begrüßung noch nicht durchgeblutet sein, frühestens beim zweiten Vorgericht).
2. Zum Dirndl trägt man statt der Gazebinden dicke hellbeige elastische Binden, die reichlich mit Mull unterlegt sind. (Sie sind zu befestigen mit den kleinen Hakenklammern, auch „Schwiegermütter" genannt).
3. Arbeiten Sie an der Börse oder in einer Bank, tragen Sie bitte stets einen konservativen Verband aus breitem Mull, darunter liegende Kompressen müssen stets ganz bedeckt sein, Blutflekken wirken leicht geckenhaft; es muß männlich aussehen, auch wenn Sie eine Frau sind.
4. Sind Sie Küchenchef im Kaiserhof, erkundigen Sie sich nach der „nouvelle bandage", einem aus Frankreich stammenden Verbandsstil, aus dezent grünen Elastikbinden mit weißen Klebestreifen und einem Hauch von Zitronenduft.
5. Stirnplatzwunden können offen, nur leicht mit einem durchsichtigen Plastikspray

Wundverbände

abgedeckt getragen werden, wenn sie mindestens fünf Zentimeter lang sind und reichlich getrocknetes Blut um die Wunde sichtbar bleibt. Bitten Sie Ihren Chirurgen, kräftiges farbiges Nahtmaterial zu verwenden. Das gibt zwar größere Narben, aber auch Narben können einem Hypochonder noch über Jahre hinweg ausreichend Gesprächsstoff geben, wenn er ausnahmsweise nicht an einer leicht demonstrierbaren Krankheit leidet. (Was wir keinem wünschen wollen.)

Einige typische Verbandarten

Selbstverständlich können Sie beim Anlegen Ihrer Verbände der Phantasie freien Lauf lassen, beginnen Sie jedoch stets mit den klassischen Verbandsarten, eigene Variationen verlangen viel Übung. Da gibt es zum Beispiel den Turban, oder das Piraten-Auge, oder auch den altrömischen Beinverband. Mit diesen eingeführten Stilarten können Sie niemals etwas falsch machen. Achten Sie aber stets darauf, daß Sie mit der Mode gehen. Nichts ruiniert den Eindruck eines Verbandes so schnell als ein Verband, der nicht dem Stil der Saison entspricht.

Der Turban

Anwendbar bei allen Kopfwunden, bleibt der Turban ein lebendiger Triumpf der großen Verband-Designer. Sein Ursprung liegt bei den Stämmen der Schlangen-Indianer, die ihn anwandten, wenn Sie einen sonnen-verbrannten Kopf bedecken wollten oder

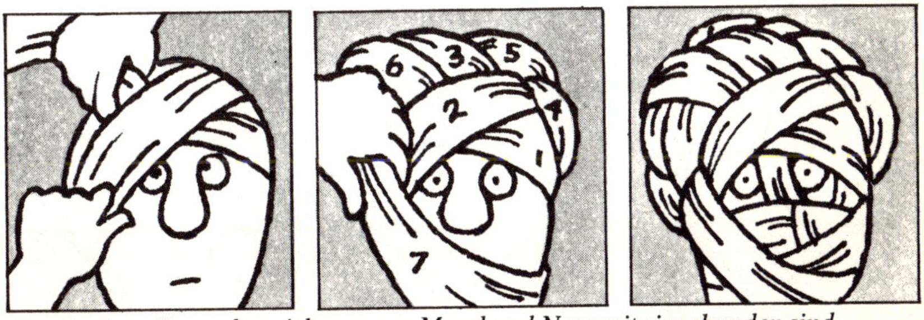

Der Turban. Besonders sicher, wenn Mund und Nase mit eingebunden sind.

Wundverbände

zuviele Kobras von den Bäumen hingen. Später entdeckte man, daß es mit dieser alten Technik möglich ist, einen Verband auf dem Kopf zu befestigen, ohne einen Kinnriemen anzubringen oder Pflaster ins Haar zu kleben. Der Turban ist heute in jedem Handbuch für Verbandstechnik zu finden und findet bei allen Kopfverletzungen Anwendung (Figur 1).

● Wunden

Der Turban kann angelegt werden bei allen Prellungen, Schnittwunden und Platzwunden folgender Ursachen:

1. Wenn Sie mit dem Kopf gegen die scharfe Ecke einer offenen Toilettentür gestoßen sind.
2. Wenn der Himmel einstürzt und ein Stück Sie auf dem Kopf getroffen hat.

Das Piraten-Auge

Dieser stilvolle Verband für ein oder mehrere Augen, früher nur genutzt bei jenen Verletzungen, die sich Piraten gegenseitig ununterbrochen zufügten, hat seinen Platz auch in der modernen Medizin erobert. Ein Piraten-Auge stellt man nicht selbst her, sondern es wird heute fertig angeboten. Modeschöpfer von Rang bemühen sich zur Zeit darum, dem Piraten-Auge die modischen Farben zu geben, die die Frau von Welt heute gerade in den heißen Sommermonaten trägt (Figur 2).

● Wunden

1. Schlafen mit Kontaktlinsen in den Augen. Erfordert ein neues Paar Linsen und einen Blindenhund. Verraten Sie niemandem, was passiert ist. Lassen Sie Ihre Mitmenschen raten.

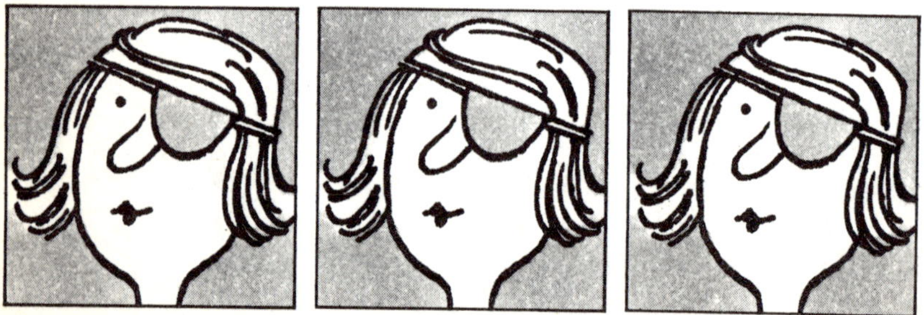

Das Piraten-Auge. In drei Farben erhältlich

Wundverbände

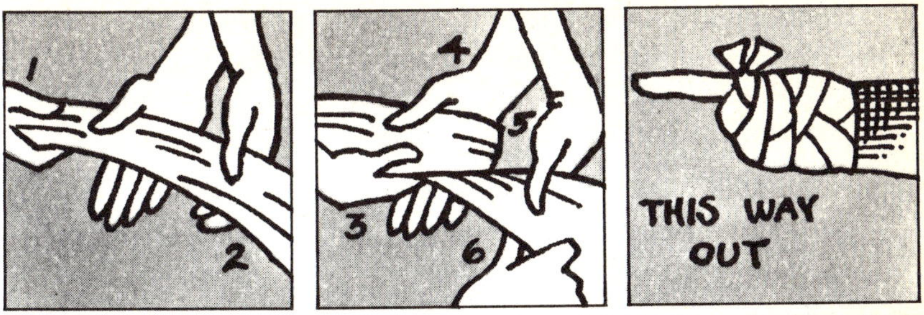

Der Handschuh-Verband. Legen Sie 1 über 2, wickeln Sie 3 um 5, ziehen Sie 4 unter 6 durch

2. Das Trief-Auge. Blütenstaub, Luftverschmutzung oder Zigarrenrauch können in Ihrem Auge einen unstillbaren Juckreiz auslösen, bei dem nur ein hemmungsloses Reiben hilft. So entsteht das Trief-Auge, aufgequollen und von der Farbe einer geplatzten Tomate. Feine Leute decken solch ein Auge ab.

3. Das „Veilchen". Bei Hypochondern entwickeln sich die sogenannten Veilchen-Augen entweder, wenn sie blindlings in die offene Tür der Hausapotheke rennen oder von einem Arzt mit Gewalt aus der Praxis entfernt werden. Das letztere ist eine eindeutige Verletzung des Eides des Hypokrates und Körperverletzung. Klagen wegen unterlassener Hilfeleistung sind aber leider in solchen Fällen meist abgewiesen worden.

Der Mullhandschuh

Er sieht genauso aus wie ein Golfhandschuh oder ein Glacéhandschuh, nur daß er aus Mullbinden und Pflaster gemacht wird. Der Mullhandschuh ist angezeigt bei allen Arten von Küchenverletzungen und paßt zu jeder Mode und jeder Jahreszeit (Fig. 3).

● Wunden

1. Küchenverletzungen. Wenn Sie merken, daß Sie irgendeinen Teil Ihrer Hand geschnetzelt, in Scheiben geschnitten oder geschält haben, legen Sie sich den Mullhandschuh an.

2. Gartenverletzungen. Niemand lebt so gefährlich wie der Hobbygärtner. Nicht nur ist er umgeben von zahl-

Wundverbände

reichen verstümmelnden Geräten wie Heckenscheren und Rasenmähern, auch liebliche und nützliche Pflanzen entpuppen sich oft als unerbittliche Feinde. Denken Sie an Rosen, Stachelbeeren oder Brennesseln.

3. Die „Reifen-Wechsel-Hand". Hier scheint jeder Kommentar überflüssig.
4. Auch kleine Schnittwunden können mit dem Mullhandschuh verbunden werden. Merken Sie sich: Ein Fingerverband wirkt leicht lächerlich, und es ist auf jeden Fall hygienischer, die ganze Hand zu verbinden.

Der alt-römische Beinverband
Sie haben sicher „Ben Hur" gesehen: Die alten Römer gingen soweit, bereits vor der Verletzung einen Verband anzulegen. Das ist im wahren Sinne ‚klassische Verbandstechnik'.

● Wunden

1. Der Dackel-Biß. Aus bisher unerfinlichen Gründen beißen Dackel niemals ins Gesäß, wie es ein anständiger Bernhardiner tun würde, Dackel beißen grundsätzlich in die Wade. Gerade bei diesen Verletzungen ist der alt-römische Beinverband angezeigt.
2. Die Tee-Tisch-Prellung. Jeder Hypochonder führt einen ständigen Kampf gegen diese Verletzung. Wenn man sich nicht das Schienbein heftig anstoßen – und schwer verletzen – will, muß man genau hinsehen, wohin man geht. Der Hypochon-

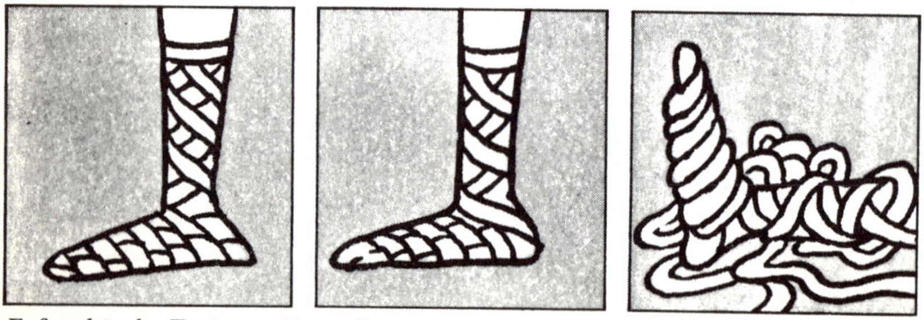

Fußverbände: Trojaner. Nero. Caesar.

Sportverletzungen

der, welcher gerade seinen Puls kontrolliert, ist abgelenkt. Daher hat er besonders häufig Bedarf am altrömischen Beinverband.

3. Gestauchte Zehen. Zehenverbände wirken noch weniger als Fingerverbände. Mullbinden sind billig. Lassen Sie Ihre Verbandskünste frei spielen.

Verbände bei Sportverletzungen

Sportler haben eine ganz eigene Verbandtechnik entwickelt, aus welcher ein geschickter Hypochonder vieles entnehmen und lernen kann. Eine Gummibandage am Knie und ein paar Tennisschuhe in der Hand verleihen ihm das Image des Athleten, ohne daß er auch nur einen Tennisschläger besitzen muß. Wenn Sie wie die meisten Hypochonder zur großen Welt gehören wollen, müssen Sie ein ‚Sportsmann' sein, und hier erweisen sich solche Verbände als Gottesgabe.

Verstauchungen, Zerrungen und Muskelkater gehören zu den Verletzungen, bei welchen Sie den sportlichen Verband anwenden können, ganz zu schweigen von Bänderrissen. Man kann sich nämlich den Fuß genau so leicht vertreten, wenn man der Straßenbahn nachläuft, wie wenn man ein Fußballtor schießt. Und um sich das Knie zu verletzen, genügt ein Satz Tennis. Anschließend können Sie sich in Ruhe auf die Clubterasse setzen, einen Gin-Tonic trinken und einen sorgfältigen Sportverband an Ihrem Knie anlegen.

Einer der großen Vorteile des Sportverbandes ist, daß er Ihnen nicht die Haare büschelweise ausrupft, wie es ein Pflaster tut, das man abreißt. Aber sie haben auch wesentliche Nachteile.

1. Wird der Sportverband zu eng angewickelt, stoppt die Blutzirkulation und das Bein oder der Arm müssen amputiert werden.
2. Wird der Sportverband zu locker angewickelt, rutscht er bei jeder Bewegung herunter und sieht aus wie ein Kniestrumpf eines Zwölfjährigen.
3. Es ist nahezu unmöglich, einen Sportverband nicht zu eng oder zu locker anzuwickeln.

Gipsverbände

Gipsverbände

Ein gebrochener Knochen ist nicht zum Spaßen. Selbst Gesundheits-Chauvis müssen das zugeben, wenn sie sich das Wadenbein gebrochen haben. So hat ein Verband für einen gebrochenen Knochen, – ein Gips –, auch bei Nicht-Hypochondern ein enormes Ansehen gewonnen. Der Arzt sieht den Zweck eines Gipsverbandes darin, den Knochen ruhig zu stellen und damit die Möglichkeit der Heilung zu geben, – für den Hypochonder ist ein Gipsverband eine grandiose Möglichkeit, die Hochachtung der Mitwelt zu erringen.

Jetzt gibt es keine Zweifel mehr über die Schwere der Verletzung. Jetzt müssen Sie nicht mehr mit den abfälligen Bemerkungen der Zweifler rechnen, die Sie zu hören bekommen, wenn Sie über Ihre Herzrhythmusstörung reden. Kein anderer Verband kann soviel für Sie tun. Selbst wenn Sie Ihren Arm in der Schlinge tragen, könnten die Leute denken, Sie übertreiben, bei einem Gipsverband gibt es keine Zweifel mehr.

Darüber hinaus ist ein Gipsverband nicht nur ein medizinisches, sondern auch ein gesellschaftliches Status-Symbol, wenn

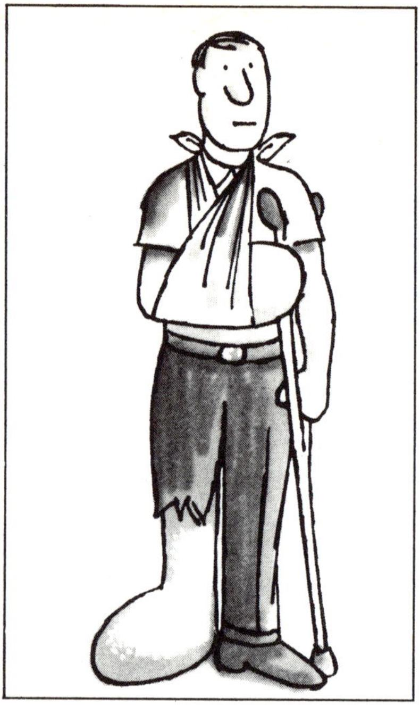

Ein Gips macht was her

Sie ihn in einer Gegend tragen, die, sagen wir mal, ein international berühmtes Skirevier ist. Sie brauchen ja niemandem zu sagen, daß Sie nur auf der Treppe ausgerutscht sind. Verschweigen Sie die Ursache des Leidens und geben Sie sich den Anschein einer verhinderten Sportkanone. Sprechen Sie auch gelegentlich ein oder zwei Worte über den Trainingsverlust, der Ihre Leistungsfähigkeit gefährdet. Überlassen Sie alles andere der Phantasie Ihrer Mitmenschen.

Gipsverbände

Einige Hinweise für Gipsverbände:

1. Bestehen Sie bei jeder Verletzung, Stauchung oder Prellung auf einer Röntgenaufnahme. Einem Knochen darf man niemals trauen.

2. Verlangen Sie einen Gipsverband. Wenn der Arzt eine Armschlinge vorschlägt, erzählen Sie ihm, Sie seien Schlafwandler und könnten erneut auf den verletzten Arm fallen.

3. Je größer der Gipsverband, desto mehr müssen Sie die Verletzung herunterspielen. Sie können einen Haarriß im Daumen als schwere Fraktur (nehmen Sie den Ausdruck Knochenbruch niemals in den Mund, das heißt „Fraktur"!) bezeichnen, aber wenn Ihr ganzer Arm eingegipst ist, reden Sie einfach von einem „kleinen Unfall".

4. Lassen Sie die Leute nicht etwa ihren Gipsverband signieren. Das beweist einen Mangel an Respekt vor der Verletzung. In einem Zeitalter, wo auf jedem Gipsverband herumgeschmiert wird, sticht Ihr rein weißer umso mehr hervor. Und außerdem werden die anderen Leute Sie schon deswegen bedauern, weil Sie offensichtlich neben einem gebrochenen Bein auch noch keine Freunde haben.

5. Wenn der Gipsverband abgenommen wird, heißt das nicht, daß Sie jetzt geheilt sind. Jetzt, wenn die Erinnerung an den Gips noch frisch ist, können Sie eine Armschlinge tragen. Oder, wenn ein Bein verletzt war, benutzen Sie noch wochenlang Krücken und weigern Sie sich über Monate, Einkäufe nach Hause zu schleppen.

Schock und Enttäuschung

Der Schock ist die Antwort des Körpers auf eine schwere Verletzung. Typische Ursachen für einen körperlichen Schock sind Autounfälle und Schußverletzungen. Das Charakteristische bei dieser Art Schock ist, daß Sie völlig außer Gefecht gesetzt werden. Jemand anders muß sich nun um Sie kümmern.

Aber auch psychische Verletzungen können einen Schock auslösen. Und über diese Art von Schock sollten Sie sich Sorgen machen – eine Schwächereaktion des Körpers auf eine geistige Belastung. Nicht nur Ihr Hirn wird deprimiert, auch die übrigen Funktionen leiden. Enttäuschung ist eine ähnlich schädigende Belastung, wenn auch geringeren Grades.

Als Hypochonder kennen Sie die Begleiterscheinungen eines solchen Schocks, wenn Sie auch die medizinische Bezeichnung dafür nicht kennen. Wenn zum Beispiel Ihre Frau mit Ihrem Psychiater durchbrennt und Sie völlig alleine zurückläßt, nennt man die Krankheit, die Sie befällt, einen Schock. Wenn sich Ihr Mann zwar an Ihren Geburtstag erinnert, Ihnen aber ein Paar Topflappen schenkt, ist das eine Enttäuschung. Nicht-Hypochonder können sich nicht vorstellen, daß solche Vorkommnisse zu körperlichen Schäden führen können. Daher liegt es in diesen Momenten ganz in Ihrer Hand, sich selbst zu helfen.

Schock

Es gibt viele Arten von Schock. Die gängigsten sind der romanti-

Schock

sche Schock, der Kaltwasser-Schock und der Steuerschock.

✖ Ursachen

Schlimme Ereignisse:

1. Mitten während einer heißen Diskussion mit Ihrer neuen Freundin sagen Sie: „Es ist sehr wichtig für mich, meine Gefühle mit Dir gemeinsam zu tragen!" Sie schreit daraufhin zurück: „Deine Gefühle? Alles was Du jemals fühlst, ist Kranksein! Wer wollte das mit Dir gemeinsam tragen?" Und ganz plötzlich fühlen Sie sich krank.

2. Sie hören, wie Ihr Chef irgend jemanden in der Firma fragt, wer Sie seien. Eine Welle von Übelkeit bricht über Sie herein.

3. Sie bekommen drei Briefe gleichzeitig, einen von Ihrer Bank, einen von Ihrer geschiedenen Frau und einen von Ihrem Finanzamt. Im ersten wird Ihr Kredit gekündigt, im zweiten wird Ihre Unterhaltungszahlung nachgefordert, und im dritten müssen Sie ein Jahresgehalt Steuern innerhalb zehn Tagen nachzahlen. Es wird Ihnen schwindelig, Ihr Puls ist nicht mehr fühlbar, und Sie bekommen Ohrensausen.

Glückliche Ereignisse

Die Ärzte haben nachgewiesen, daß ein Schock nach erfreulichen wie nach schlechten Vorkommnissen entstehen kann. Eine Scheidung bedeutet Streß. Eine Heirat bedeutet Streß. Beides kann zum Schock führen. Andere Beispiele:

1. Die Frau Ihrer Träume, von strahlender Schönheit, aber bisher sehr abweisend, lädt Sie ein, Ihr Wochenende mit ihr zu verbringen.

2. Sie werden zum Generaldirektor befördert. Jetzt stellt sich Ihnen die Frage, ob Sie ab sofort zu dem Kreis gehören, der von Rechts- und Linksterroristen bedroht ist.

☛ Zeichen und Symptome

1. Sie erkennen plötzlich die Vergänglichkeit des Lebens (auch Ihres eigenen). Nicht daß Sie das jemals vergessen hätten, aber der Schock versetzt Sie nun in echte Todes-

Schock

angst. Schüttelfrost peinigt sie umgehend. Oftmals haben Sie in dem Moment bereits das Gefühl, Sie lägen im Sterben.

2. Herzklopfen und Atemnot. Der Puls wird schwach, schnell. Das bemerkt man unmittelbar nach einem moralischen Schock. Sie fühlen Ihren Puls und meinen, Ihr Herz höre auf zu schlagen.

3. Schwäche. Wenn Sie versuchen, eine Faust zu machen, merken Sie, daß Sie zu schwach dazu sind.

4. Übelkeit am ganzen Körper. Das geschieht, wenn nicht nur Ihr Magen revoltiert, sondern alle Glieder fühlen sich an, als wollten sie er- oder zerbrechen.
Ihnen kommen Zweifel, ob Sie überhaupt noch weiterleben können.

✚ Erste Hilfe

Das wichtigste Prinzip der Ersten Hilfe bei Schock ist, sich warm zu halten. Das zweite, nicht allein zu sein.

Körpertemperatur und Wohlbefinden

1. Ziehen Sie Ihre Winterpullover an und wickeln Sie sich in Wolldecken ein. Bei Pelzdecken drehen Sie die wollige, warme, wohltuende, weiche, wuschelige Fellseite nach innen. Decken Sie alles zu bis auf Nase und Mund. Schließlich müssen Sie ja noch atmen und Ihre Lieblingsspeise essen können.

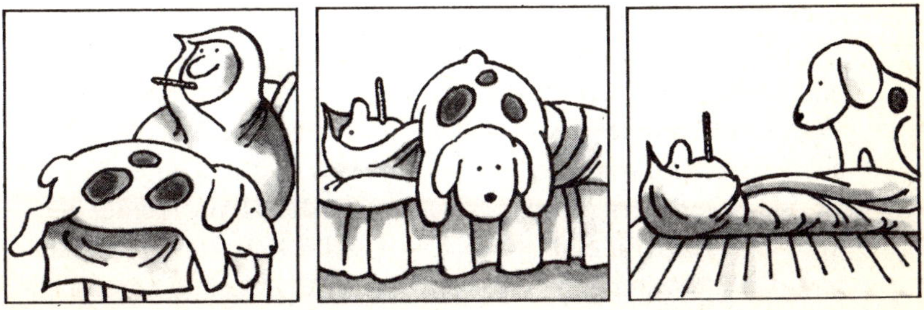

Erste Hilfe bei Schock: im Schaukelstuhl – im Liegen – im Endstadium

Schock

2. Sehen Sie zu, daß sich jemand um Sie kümmert. Wenn die Person, die Ihnen normalerweise eine Tasse heiße Schokolade macht, gleichzeitig die ist, welche den Schock ausgelöst hat, nehmen Sie zum Schutz Ihren Hund auf den Schoß.

3. Messen Sie Fieber. Eine erhöhte Temperatur gehört zwar nicht ursächlich zum Schock, aber mit einem Fieberthermometer im Mund werden Sie sich einfach sicherer fühlen.

Körperhaltung

1. Beim romantischem Schock setzen Sie sich in einen Schaukelstuhl und schaukeln vor und zurück, wobei Sie sich beglückwünschen. Das geht auch nach einer Scheidung und anderen erfreulichen Ereignissen mit Schockfolge. Genauso müssen Sie auch vorgehen, wenn Sie entdecken, daß die Frau Ihrer Träume so gesund ist, daß sie imstande ist, Sie zu verletzen. Noch können Sie sich für eine Krankenschwester entscheiden!

2. Halb zurückgelehnt. Dies ist die klassische Couch-Stellung, anzuwenden bei einem mittelschweren Schock. Wenn das hilft, stellen Sie sich bitte vor, Ihr Psychoanalytiker säße hinter Ihnen. Das kann natürlich auch zu schwerer Enttäuschung führen, wenn Sie sich plötzlich erinnern, daß er in Wahrheit gar nicht da ist.

3. Flach hingestreckt. Für schwere Schocks die ideale Position, zum Beispiel, wenn man Ihnen die Augen darüber öffnet, daß Sie, was Sie schon immer befürchteten, einen schweren Bluthochdruck haben. Legen Sie sich flach auf den Fußboden, eingewickelt wie eine Mumie, ein Kissen unter dem Kopf, und meditieren Sie darüber, was es heißt, als Invalide weiterleben zu müssen.

Getränke

1. Trinken Sie Kamillen-Tee. Das ist das richtige Getränk für den Hypochonder bei Schock, Erkältung und in anderen Zeiten körperlicher Schwächung.

Enttäuschungen

Enttäuschungen

Hierbei handelt es sich um leichte Schockarten, verbunden mit Schwermut und Melancholie. Enttäuschung schwächt den Körper nicht so sehr wie Schocks, aber auch sie verlangt medizinische Überwachung.

✖ Ursachen

1. Ihre Traumfrau lädt Sie zum Stadtbummel ein, um ein Geburtstagsgeschenk für ihren Hausfreund zu kaufen, der ein bekannter Fußballstar ist.
2. Ihr Chef spricht Sie zum ersten Mal seit Monaten an, aber alles, was er sagt, ist „Mahlzeit!"
3. Sie sparen das Geld, was Sie bisher für den Friseur ausgeben mußten, weil Sie plötzlich eine Glatze bekommen.

☛ Zeichen und Symptome

Enttäuschung ruft oft ein unbestimmtes Gefühl der Wertlosigkeit hervor. Körperlich fühlt sich das an wie eine Degenerationskrankheit. (Der Nicht-Hypochonder nennt soetwas profan Alterserscheinungen).

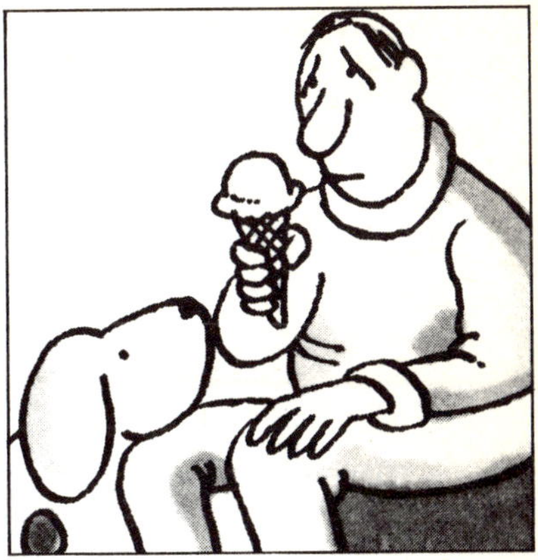

Verzweiflung

1. Ihre Gelenke schmerzen. Sie überlegen sich, ob Sie an Arthrose leiden. Es entsteht in Ihnen das Gefühl, zu alt für eine Romanze zu sein, auch wenn sich eine ergäbe.
2. Sie haben das Gefühl, Ihre Depression ist ein Zeichen für einen Hirntumor, Sie sind aber zu deprimiert, um einen Arzt aufzusuchen.
3. Sie kommen leicht außer Atem und haben Schmerzen in der Brust. Sie befürchten eine Koronarsklerose (Laien nennen das Herzkranzgefäßverengung, aber Sie, ein Hypochonder!)

Enttäuschungen

Erste Hilfe

Bei Enttäuschung hilft sehr gut, sofort mehrere Arzttermine auszumachen. Zwingen Sie sich, das sofort zu tun, auch wenn Ihnen im Moment nicht nach Ärzten zumute ist. Das verschreckt Ihre Depression. Sie sollten die folgenden Ärzte aufsuchen: einen Orthopäden, einen Herzspezialisten, einen Psychiater und den Internisten. Bis dahin befolgen Sie die Ratschläge:

1. Wickeln Sie sich in Wolldekken, aber in dünnere, als bei schwerem Schock (keine Pelzdecken!!). In ganz leichten Fällen tut es ein dicker Pullover und ein paar Filzpantoffeln.
2. Nehmen Sie Ihren Hund nicht auf den Schoß, das käme Ihnen im Augenblick bestimmt dumm vor. Er soll lediglich seinen Kopf auf Ihr Knie legen.

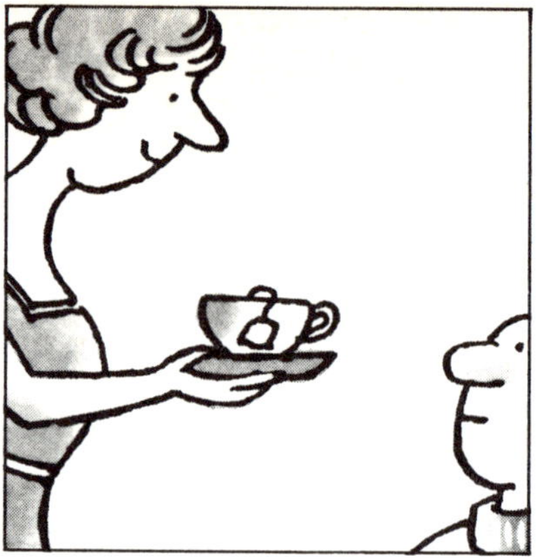

Zuwendung

3. Benutzen Sie niemals die ausgestreckte Lage. Bei Enttäuschung müssen Sie tapfer ins Leben sehen. Wenn Sie das gut darstellen, können Sie mit ungeteilter Aufmerksamkeit und Zuwendung rechnen, was für einen Hypochonder gleichbedeutend mit dem Gewinn des Nobelpreises ist.
4. Genehmigen Sie sich zum Kamillentee ein großes Fruchteis.

Mit der Erkältung auf Du

Nehmen Sie bitte eine Erkältung niemals auf die leichte Schulter!

Erkältungen können sich schnell verschlimmern und in Lungenentzündungen übergehen. Ihre Abwehrkräfte werden geradezu in erschreckender Weise herabgesetzt! Schutzlos sind Sie den Attacken unsichtbarer Gegner ausgesetzt. Ihre Mandeln schwellen an, eitrige Angina droht. Oft zeigen sich dabei ganz ähnliche Symptome wie bei anderen schwersten Krankheiten, zum Beispiel der Beulenpest. Und vergessen Sie bitte nicht, daß es den Ärzten zwar vorübergehend gelungen ist, die schwarzen Pocken auszurotten. Wirksame Mittel gegen Erkältungen aber? Gegen diese Geißel der Menschheit können sie noch immer nichts tun!

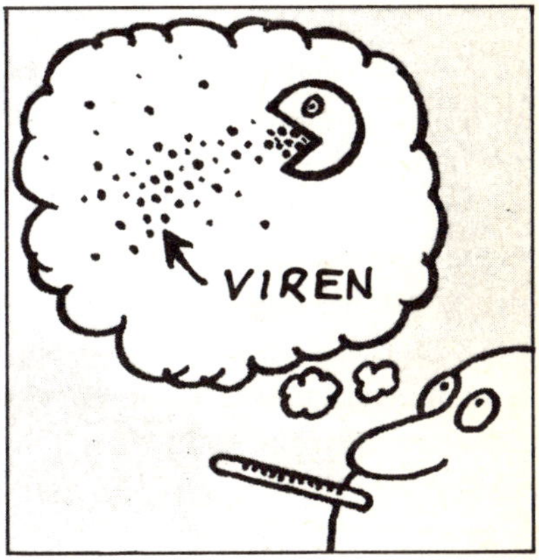

Viren?

Man muß einer Krankheit einfach Hochachtung zollen, die schwerer zu unterdrücken ist als Schwarze Pocken.

Diese Hochachtung wird weiter steigen, sobald Sie sich vor Augen führen, welche Vorgänge bei einer Erkältung ablaufen. Viren, kleinste Teile von Molekülen,

Erkältungen

die nicht einmal eine eigene Zellwand oder einen Zellkern haben, überfallen die Zellen unschuldiger Menschen, wie Sie es sind, und fangen munter an, sich rücksichtslos in Ihren Zellen zu vermehren. Kein Wunder, daß Sie sich elend fühlen!

Wenn eine ganze Armee dieser mikroskopisch kleinen Terroristen Ihren Körper als Geisel nimmt, ist nicht die Zeit, herumzulaufen oder zur Arbeit zu gehen und zu sagen „Es ist nichts als eine kleine Erkältung". Sie müssen Ruhe haben, Ihrem Körper beim Aufbau von Abwehrkräften helfen und mit Ihren Kräften haushalten, so daß er die Viren besiegen kann. Sie können Ihrem Körper helfen, indem Sie Ihr Abwehrsystem ermuntern. Das untersteht zwar im Prinzip dem Unterbewußtsein, aber es gibt Theorien, wonach ein kämpferischer Geist den Körper auch hier wirksam unterstützen kann. Holen Sie sich Ihr Immunsystem vor Ihr geistiges Auge und stellen Sie sich vor, Sie schickten eine Armee in den Krieg:

„Auf geht's, Ihr weißen Blutkörper, Ihr Lymphozyten, greift die Eindringlinge an! Stellt Euch vor, Ihr gehört zur GSG 9 und müßt Flugzeugentführer unschädlich machen!" Wenn Sie Spaß an Videospielen haben, stellen Sie sich vor, wie Sie an den Knöpfen spielen und die Eindringlinge aus fremden Welten mit Raketen abknallen.

Falls Sie politisch links stehen oder ein Alternativer sind, dann stellen Sie sich die Viren als Bullen vor, die Sie mit Gleichgesinnten und der Hilfe von Amnesty International aus Ihrem privaten Bereich vertreiben.

Erkältungen

Sie können natürlich nicht wissen, wie man eine Erkältung bekämpft, wenn Sie nicht wissen, ob Sie eine haben. Achten Sie daher ganz genau auf die folgenden Symptome:

1. Im ersten Stadium haben Sie das Gefühl, jemand bohrt in Ihren Nebenhöhlen mit einer Drahtbürste herum.

2. Das nächste Stadium ist durch drei charakteristische Symptome gekennzeichnet:

a) Das kratzende Gefühl läßt nach. Stattdessen wachen Sie eines Morgens mit dem Gefühl auf, Ihr Kopf

Erkältungen

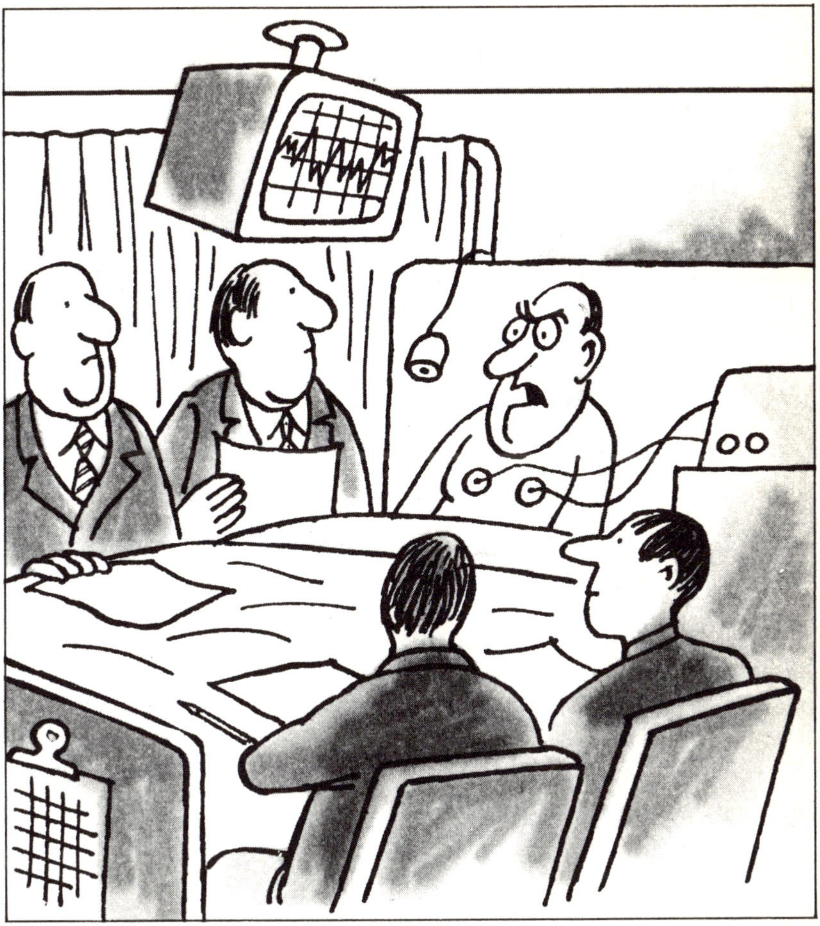

Der Gesundheits-Chauvi: „Was heißt, Herr Maier ist nicht da, weil er krank ist?"

und Ihre Nase seien bis auf das letzte Fleckchen mit Beton ausgefüllt. Das führt dazu, daß der Mund jetzt neben der schwierigen Aufgabe, Nahrungsmittel und Getränke aufzunehmen, zusätzlich die Atmung übernehmen muß. Das läßt den Ratschlag, bei Erkältungen stärkendes Essen und reichlich Getränke zu sich zu

Erkältungen

nehmen, wie ein Ratschlag erscheinen, auf der Stelle zu ersticken.

b) Sie haben das Gefühl, Ihr Gewicht habe sich verdoppelt und daß es völlig unmöglich ist, schnelle Bewegungen auszuführen. Schließlich erfordert es eine Riesenanstrengung, sich überhaupt zu bewegen.

c) Die Viren sind auch in Ihre Hirnzellen eingedrungen. Das führt zu einem vorübergehenden Absinken des I.Q. und zu zeitweiligen Lesestörungen.

3. Im dritten Stadium wandert die Erkältung in den Brustraum. Jetzt spüren Sie den Hauch des Todes. Wenn Sie nun jemand fragt, wie es Ihnen geht, dann husten Sie erst einmal gründlich. Anschließend räuspern Sie sich und sagen mit schmerzlich verzogener Miene: ,,Mir geht's gut!"

✗ Ursachen

1. Nasse Füße. (Das ist auch die Ursache für rheumatisches Fieber).
2. Winter
3. Gleichgültigkeit gegenüber der Gesundheit. Dies ist die Hauptursache aller Erkältungen und die wichtigste Quelle für das Unglück aller Hypochonder. Die blöden Gesundheits-Chauvis glauben nämlich, es sei schon ein Charakterfehler, überhaupt eine Erkältung zu bekommen und absolut unverzeihlich, das auch noch zu zeigen. Das sind die Leute, die immer sagen: ,,Ich werde nie krank!".
   Die Folge davon ist, daß der kranke Hypochonder daheim bleibt und seine Krankheitskeime für sich behält, während der Gesundheits-Chauvi sich in der Öffentlichkeit herumtreibt und seine Keime wie einen Weihnachtssegen über seine Mitmenschen ausgießt.
   Diese Menschen, männlich oder weiblich, – diese Haltung ist nicht irgendeinem Geschlecht vorbehalten –, scheinen ihren Husten, ihre tropfende Nase und ihre rasselnde Atmung überhaupt nicht zu bemerken. Ein Gesundheits-Chauvi, der unter der Rattenpest leidet, würde

Erkältungen

am Montagmorgen strahlend lächelnd zur Arbeit kommen und Sie mit einem Kuß begrüßen.
Versuchen Sie niemals, Gesundheits-Chauvis davon zu überzeugen, daß sie krank sind. Gehen Sie ihnen aus dem Weg. Anfreunden kann man sich mit denen ohnehin nicht.

Erste Hilfe

Ärzte kümmern sich nicht um Erkältungen. Sie geben sich den Anschein, Erkältungen seien keine richtigen Krankheiten und halten sich für zu kostbar, sich damit abzugeben. Das ist medizinische Hochstapelei. Erkältungen sind ganz zweifelsohne richtige Krankheiten. Es sind vielmehr die Ärzte, die nicht ganz richtig sind. Wenn Sie eine Erkältung bekommen, halten Sie sich also nicht damit auf, einen Arzt zu rufen. Behandeln Sie Ihre Erkältung selbst. Beachten Sie folgendes:

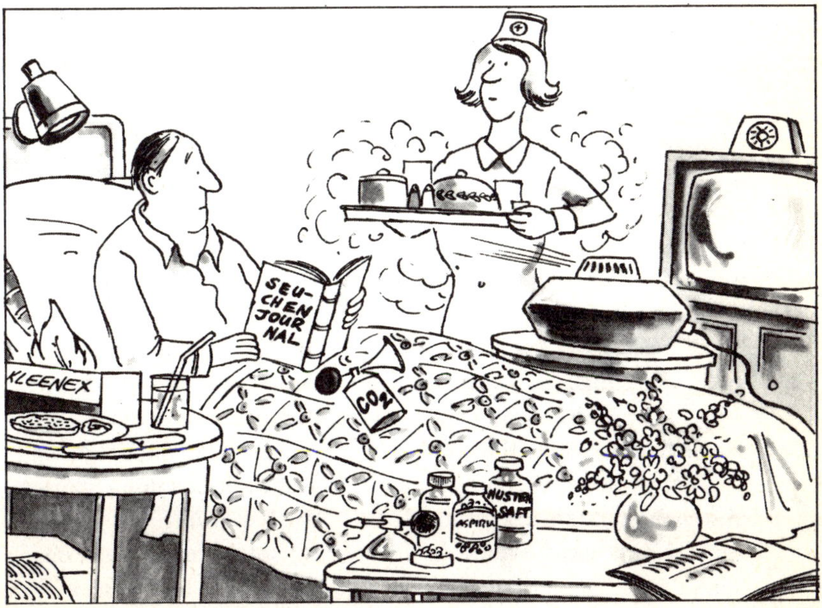

So sieht ein gutes Krankenzimmer aus

Erkältungen

1. Gehen Sie niemals zur Arbeit!

a) Wenn Sie zum ersten Mal im Betrieb anrufen, sprechen Sie mit ersterbender Stimme. Machen Sie den Anruf früh am Morgen, wenn Sie sich noch nicht abgehustet haben.
Meist brauchen Sie nicht einmal zu sagen, daß Sie nicht kommen. Das Mädchen am Telefon wird schon an Ihrer rauhen Stimme erkennen, daß etwas nicht stimmt und fragen, wer am Apparat sei. Wenn Sie ihr es dann sagen, wird sie antworten: „Sie klingen ja furchtbar!"
b) Der Chef (die meisten Chefs sind Gesundheits-Chauvis). Solche Männer und Frauen betrachten es als eine persönliche Beleidigung und als Illoyalität, wenn einer ihrer Untergebenen eine Erkältung bekommt. Andererseits wissen sie genau, daß es gesellschaftspolitisch völlig unmöglich und eventuell sogar strafbar ist, wenn sie darauf bestehen, daß jemand krank zur Arbeit kommt. Wenn Sie für solch einen Menschen arbeiten, vermeiden Sie bitte jede Widerrede, indem Sie die Entscheidung in seine Hand legen. Sagen Sie: „Ich habe Fieber, eine eitrige Angina und Bluthusten, aber ich komme gerne, wenn Sie mich brauchen!"

2. Behandeln Sie sich selbst richtig.

Wenn Sie unter einer Erkältung leiden, geht es als erstes um Ihr Wohlbefinden. Sie müssen sich gut in einem Krankenzimmer einrichten, für gutes Essen, Getränke, ausreichend Unterhaltung und alle notwendigen Medikamente sorgen, alles nahe bei der Hand.
a) Speisen. Manche Speisen sind gut für Erkältungsopfer, andere schaden. Sie wollen bestimmt ungefährliche, zuträgliche Speisen, die Ihnen das Gefühl vermitteln, man kümmere sich um Sie. Sie wollen bestimmt keine anspruchsvollen Speisen, auch wenn Sie die sonst mögen. Und Sie brauchen keine aufreizenden Speisen wie Peperoni.
b) Getränke. Hier gilt das gleiche wie beim Essen. Trinken Sie ausschließlich

Erkältungen

Die richtigen Mittel gegen Erkältung

Die richtige Nahrung	Die falsche Nahrung
Sahnetorte	Gulasch-Suppe
Sachertorte	Sauerkraut
Kaviar	Bratkartoffeln
Steinpilztoast	Salatschüssel

Die richtigen Getränke	Die falschen Getränke
Kamillentee	Lebertran
Orangensaft	Limonade
Pilsner Urquell	Nährbier
Champagner	Sekt

Die richtigen Autoren	Die falschen Autoren
Mark Twain	Dostojewski
Heinrich Spoerl	Franz Kafka
Karl May	Thomas Mann
Louis Trenker	Karl Marx

Das richtige Fernsehprogramm	Das falsche Fernsehprogramm
Der blaue Engel	Die Frühnachrichten
Heidis Lehr- und Wanderjahre	Die Mittagsnachrichten
Helmi	Die Tagesschau
Dallas	Die Spätnachrichten

Ihre Lieblingsgetränke.
c) Das Krankenlager. Es ist unmöglich, sich ohne das geeignete Sofa wohl zu fühlen. Ein Bett wirkt viel zu klinisch und ein Stuhl ist nicht bequem genug. Nehmen Sie in halb sitzender Stellung auf dem Sofa Platz und legen Sie sich eine handgeknüpfte Stola, vorzugsweise von Ihrer Großmutter gearbeitet, um die Schultern. Das wird Sie am besten

Verwandte der Erkältung

warmhalten. Eine altmodische, üppig gepolsterte Couch ist das beste. Modisches, modernes Mobilar wie Knautschleder oder Chrom ist nicht mehr in. Falls Ihnen diese Art von Möbeln dennoch immer noch gefallen sollte, können Sie notfalls Ihre Küche so einrichten.

d) Fernsehen. Sie können nicht den ganzen Tag damit zubringen, die Viren in Ihren Zellen auszubrüten. Was Sie brauchen, ist Ablenkung. Zu diesem Zweck strahlt das Fernsehen ein Tagesprogramm aus. Als Kranker haben Sie auch keinerlei Verpflichtung, ein kritischer Beobachter zu sein. Sie können guten Gewissens über die blödesten Programme lachen.

e) Bücher. Den ganzen Tag Fernsehen führt zur Verblödung. Lesen Sie zwischendurch ein Buch. Nehmen Sie aber keine Bücher mit langen Sätzen zur Hand, und wenn Sie es doch tun, legen Sie sie gleich wieder weg, insbesondere solche voller spitzfindiger Selbsterkenntnisse und mit deprimierender Thematik.

f) Sorgen Sie für ausreichenden Schlaf. Schlafen Sie nachts mindestens zehn Stunden. Ein kurzes Nickerchen nach der Lektüre der Morgenzeitung schadet ebenso wenig wie eines nach dem Mittagessen. Zumal, wenn Sie zwischendurch Simmel oder Asterix gelesen haben. Versuchen Sie niemals, ganz wach zu werden.

g) Nehmen Sie die richtigen Medizinen. Wählen Sie eine gute Pille gegen Erkältungen, die Ihre Nase frei macht und Sie angenehm betäubt.

h) Fallen Sie niemals auf das schottische Rezept rein, das bei Erkältungen empfiehlt: Hängen Sie Ihren Hut an den Bettpfosten und trinken Sie solange Whisky, bis Sie zwei Hüte sehen!" Diese Roßkur wirkt allenfalls bei Alkoholikern.

Die Verwandten der Erkältung

Es gibt noch ein paar Krankheiten, die mit der Erkältung manches gemeinsam haben, auch was

Verwandte der Erkältung

die Behandlung anbetrifft (sie alle brauchen viel Zuwendung zum Betroffenen), die aber sehr viel ernster zu nehmen sind. Die wichtigste dieser Krankheiten ist die Grippe. Andere sind die Bronchitis, die Lungenentzündung, und – der größte Horror des Hypochonders –, die Laryngitis (Laien würden sie Kehlkopfentzündung nennen).

Meistens haben Sie gleichzeitig Fieber, wobei Sie immer daran denken sollten, daß die berühmte Regel, man müsse ein Fieber aushungern, falsch ist. Denn Sie hungern nicht das Fieber aus, sondern nur sich selbst.

Die Grippe

Eine Grippe ist viel ernster zu nehmen als eine Erkältung, wenn ihre Symptome auch sehr ähnlich sind. Erinnern Sie sich vor allem an eines: Es sind schon Leute an Grippe gestorben. Lassen Sie sich trotzdem niemals zu einer Grippe-Impfung überreden.

Hypochonder wissen, daß gerade eine Grippe-Impfung, die zu spät kommt, wenn nämlich die Grippe schon in Ihrem Körper steckt, die Krankheit gefährlich, ja tödlich machen kann. Außerdem hat jede Impfung bekanntlich Nebenwirkungen, ja, sie kann einen Schock verursachen, und was Sie als Hypochonder vom Schock zu halten haben, wissen Sie schließlich seit langem, spätestens seit dem Kapitel „Schock". Andererseits wünscht sich jeder Hypochonder, er sei geimpft, wenn er seine regelmäßige Grippe bekommt.

☛ Zeichen und Symptome

1. Schmerzen in den Gliedern und Gänsehaut. Man fühlt sich nirgendwo wohl, weder im Stuhl, noch auf der Couch, noch im Bett. Dieser spezielle Aspekt der Krankheit ist für die Angehörigen von Hypochondern ganz besonders nützlich. Als Hypochonder müssen Sie jetzt darum besorgt sein, Ihre Klagen in Grenzen zu halten. Sie dürfen nur genau soviel stöhnen, daß Sie noch bemitleidet werden, nicht aber soviel, daß Ihre Familie sich indigniert abwendet, weil sich alle schlecht vorkommen, immer noch gesund zu sein, während Sie allein leiden. Hier ist feines Gesprür gefragt.

2. Richtiges, ehrliches, recht-

Verwandte der Erkältung

Der Hypochonder und sein Thermometer

Das Thermometer ist das wichtigste Handwerkszeug des Hypochonders. Es informiert Sie nicht nur darüber, ob Sie Fieber haben, es verleiht Ihnen auch ein Gefühl der Sicherheit, Ihren Körper ständig überwachen zu können.

Das Thermometer bedeutet auch einen sicheren Kontakt zur Wirklichkeit. Als Hypochonder werden Sie womöglich so vertraut mit Ihrer Krankheit, daß Sie überhaupt nicht mehr feststellen können, ob sie vorbei ist oder nicht. Hier hilft das Thermometer. Sie können mit seiner Hilfe jederzeit Ihre Temperatur kontrollieren, um herauszufinden, ob Sie nicht vielleicht längst gesund geworden sind.

Und schließlich ist das Thermometer ein wichtiges Hilfsmittel der Diagnostik. Es hilft Ihnen, die Art Ihrer Krankheit auszumachen. Niedriges Fieber oder Untertemperatur ist ein Zeichen für eine anormale Infektion – eine Erkältung oder die fixe Idee, eine zu haben. Sehr hohes Fieber kann bedeuten, daß Sie sich den nächsten Vetter der Erkältung zugezogen haben, die Grippe. Ein Thermometer wird Ihnen logischerweise auch nicht genau melden, was Ihnen wirklich fehlt. Aber wenn Sie sich schlecht fühlen und sich absolut nicht sicher sind, ob Sie nun an einer Depression leiden, einem Angstgefühl oder an Malaria, kann ein Thermometer Ihre Wahl zumindest einengen.

Einige Richtlinien für die Verwendung des Fieberthermometers:

1. Halten Sie stets fünf oder sechs Fieberthermometer bereit. Erstens kann Ihnen nichts passieren, wenn Sie eines verlieren oder zerbrechen, zum anderen können Sie die Werte der verschiedenen Thermometer vergleichen und einen Mittelwert ausrechnen. Thermometer neigen dazu, notorisch ungenau anzuzeigen; deshalb sollten Sie nie einem einzigen trauen.
2. Die Temperaturmessung im Mund reicht absolut aus. Die Stellung des Menschen bei der Messung im After wirkt nun einmal etwas lächerlich.
3. Behalten Sie das Thermometer immer mindestens zehn Minuten im Munde. Versuchen Sie, während dieser Zeit nicht durch den Mund zu atmen. Der Kühleffekt durch die am Thermometer vorbeifließende Luft könnte sich auswirken und die Meßwerte zu Ungunsten der Krankheit verfälschen.
4. Tragen Sie stets ein Fieberthermometer bei sich, wo auch immer Sie sich befinden.

Verwandte der Erkältung

schaffenes Fieber. Ihre sämtlichen Thermometer bestätigen es. Sie wissen nun, daß Sie ernsthaft krank sind, (Ein Hypochonder mißt mindestens stündlich Fieber und führt über die gemessenen Werte genau Buch – mit Kopie für den Hausarzt!).

Erste Hilfe

Genau wie bei Erkältungen. (Bloß, daß Sie noch länger nicht zur Arbeit gehen dürfen).

Lungenentzündung

Zeichen und Symptome

Ein schmerzhafter Husten, hohes Fieber und Delirium (Fieberträume).

Erste Hilfe

1. Holen Sie sofort einen Arzt. Mit Lungenentzündung ist nicht zu spaßen. Zusätzlich zu den Rezepten, die er Ihnen verschreibt, verlangen Sie von ihm eine schriftliche Bestätigung, daß Sie eine Lungenentzündung gehabt haben. Das ist von größter Wichtigkeit; sonst glauben Ihnen andere Leute hinterher womöglich gar nicht, daß Sie so ernsthaft erkrankt waren.
2. Bleiben Sie Ihrem Arbeitsplatz mindestens zwei Wochen fern. Vielleicht beflügelt Sie die Idee, in Anbetracht einer derart schweren Krankheit einen Innenarchitekten hinzuzuziehen, der einen Raum Ihrer Wohnung auf Dauer in ein Krankenzimmer verwandelt? Nur so kann die wohltuende Behandlungs-Atmosphäre geschaffen werden. Wer einmal eine richtige Lungenentzündung gehabt hat, weiß, wie lange man daran herumlaborieren muß, und daß die Krankheit erneut zuschlagen kann.

Bronchitis

Hier handelt es sich um eine ernste Entzündung der Luftröhre zwischen Kehlkopf und Lunge, eine Krankheit, vor der alle Hypochonder zu Recht große Angst haben. Bronchitis kann akut oder chronisch sein.

Verwandte der Erkältung

Zeichen und Symptome

1. Akut. Ein böser Husten.
2. Chronisch. Ein böser Husten, der über Wochen und Monate andauert.

Erste Hilfe

Gehen Sie niemals wieder bei kaltem Wetter ins Freie – für den Rest Ihres Lebens.

Laryngitis

Wie Sie bereits gelernt haben, sagt der Hypochonder niemals Kehlkopfkatarrh zu dieser Krankheit. Übrigens für Hypochonder eine scheußliche Krankheit, weil:

Zeichen und Symptome

1. Sie können nicht klagen (weil Sie nicht reden können).
2. Die Mitglieder Ihrer Familie zeigen Anzeichen von Erleichterung und Freude. Sie weigern sich, den Doktor zu rufen oder Ihnen Medikamente zu verabreichen. Sie weigern sich gleichfalls, Anweisungen von Ihren Lippen abzulesen oder die Anmerkungen zur Kenntnis zu nehmen, die Sie für sie niedergeschrieben haben, um sich verständlich zu machen. Sie tun auch so, als übersähen sie es, wenn Sie wild mit den Armen winken in dem verzweifelten Verlangen, ein rettendes Gläschen Fruchtsaft kredenzt zu bekommen.

Erste Hilfe

1. Planen Sie Ihre Rache sorgfältig. Schreiben Sie jede Gefühlsregung auf, damit Sie später, wenn Sie sich wieder mitteilen können, nichts vergessen haben und jedem erzählen können, wieder und wieder, welchen Qualen Sie hilflos ausgeliefert gewesen waren.
2. Kaufen Sie sich ein Jagdhorn oder eine Schreckschußpistole. Das hilft vielleicht, die Aufmerksamkeit Ihrer Mitmenschen zu erregen.

Der Odem des Lebens

Jede Ausbildung in Erster Hilfe sollte Kenntnisse des Atmens vermitteln. Seine Bedeutung als Körperfunktion darf keinesfalls unterschätzt werden. Die Atmung unterliegt normalerweise nicht unserer bewußten Kontrolle. Das hat schon seinen Sinn: Irgendjemand muß sich ja schließlich darum kümmern, daß wir weiteratmen, wenn wir schlafen oder über Problemen brüten. Nicht auszudenken aber, was zu befürchten wäre, wenn die Kommunikation zwischen den Körperteilen nicht funktionierte und wir nicht imstande wären, den Autopiloten unseres Körpers, der die Atmung reguliert, abzustellen und selbst diese Aufgabe zu übernehmen.

Das ist vor allem deshalb wichtig, weil der Prozeß der automatischen Atmung unterbrochen werden oder aus einer ganzen Reihe von Gründen ausfallen kann, zum Beispiel durch Krankheiten, aber auch durch Erwürgen. Wenn es dazu kommt, müssen Sie selbst das Atmen übernehmen, was nicht so einfach ist, wie es scheint. Wenn Sie die Atmung zu früh oder zu intensiv übernehmen, können Sie hyperventilieren, ein Zustand, der sofort zu geistiger Umnachtung führt. Wenn Sie die Steuerung in einem solchen Fall aber nicht übernehmen, sind die Folgen nicht zu übersehen!

Als Hypochonder sind Sie bestimmt wieder in Versuchung, ständig selbst zu atmen, einfach um sicherer zu sein. Das wäre aber übertrieben. Abgesehen davon: Es ist außerdem sehr anstrengend. Was Sie lernen müssen, ist zu entscheiden, wann und wie Sie

Künstliche Beatmung

sich selber zu beatmen haben. Diese überaus wichtige Technik der Ersten Hilfe ist beileibe nicht so kompliziert, wie Sie meinen könnten, auch Ausrüstung dazu ist nicht erforderlich. Sie müssen sich nur stets der Tatsache bewußt bleiben: ,,Gute Luft kommt herein, schlechte geht hinaus."

Künstliche Beatmung

1. Reinigen Sie Ihre Atemwege. Tun Sie das, indem Sie Ihre Zunge mit dem Finger vorsichtig zur Seite drücken. Versuchen Sie dabei, sich nicht versehentlich zu erstikken, das würde zu unnötigen Komplikationen führen. (Fig. 1)

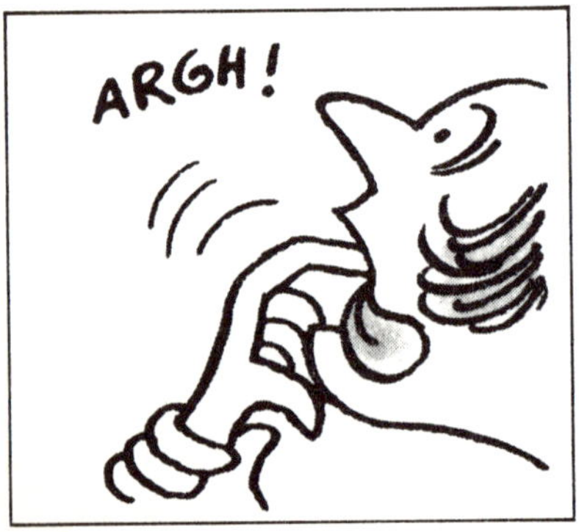

Fig. 1

2. Benutzen Sie Ihre Brust- und Bauchmuskeln, um die Luft aus Ihren Lungen zu entfernen. (Fig. 2)

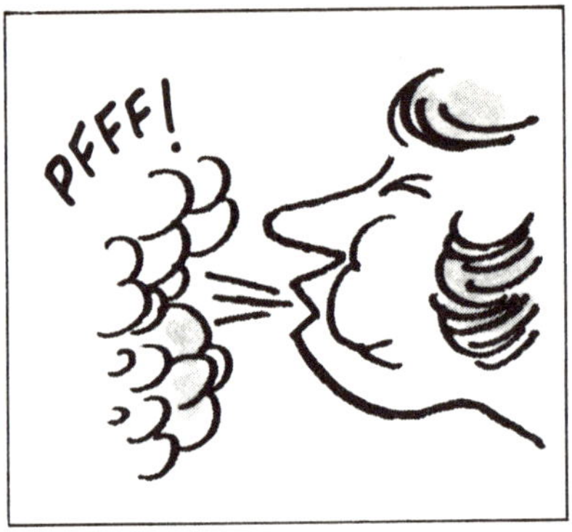

Fig. 2

3. Verwenden Sie die gleichen Muskeln, um Ihre Brust auszudehnen, um die Lungen zu öffnen und Luft in Ihre Lunge zu saugen. Sie werden deutlich spüren, wie die Luft durch Ihre Backen rauscht. Fig. 3)

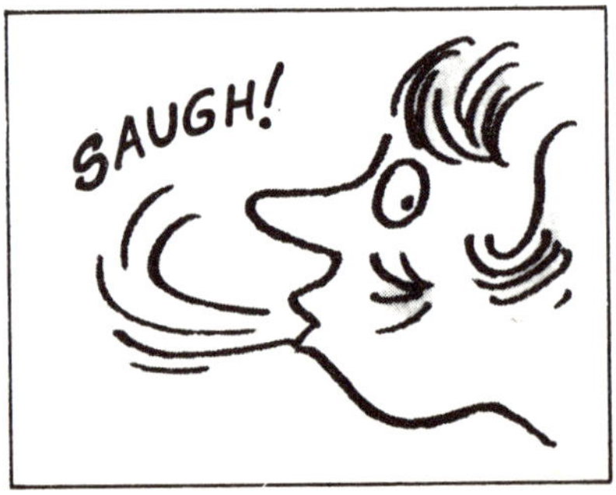

Fig. 3

Hyperventilation

Hyperventilation

Darunter leiden viele nervöse Menschen, vor allem aber Hypochonder, die allzu eifrig dabei sind, den Autopiloten der Atmung abzuschalten und selbst die Kontrolle zu übernehmen. Vor lauter Angst, sie könnten nicht genug Luft bekommen, beginnen Sie, unnötig viel Luft einzuatmen.

Das kann das Gehirn mit Sauerstoff überladen und alle Funktionen des Körpers stillegen, vor allem, wenn der Hyperventilator nachläßt.

☛ Zeichen und Symptome

Heftige Atemgeräusche – Ihre eigenen.

✕ Ursachen

Alles, was Sie nervös machen kann, kann zur Hyperventilation führen. Verbreitete Ursachen für die Hyperventilation sind:

1. Verliebtsein
2. Der Gedanke daran.
3. Sich nicht verlieben.

✚ Erste Hilfe

1. Atmen Sie in eine Tüte. Machen Sie sich keine Gedanken darüber, wie dumm Sie dabei aussehen könnten. Wenn Sie peinlich berührt von dem Gedanken sind, zu der Sorte von Menschen zu gehören, die besorgt, ängstlich und inkompetent genug sind, um zu hyperventilie-

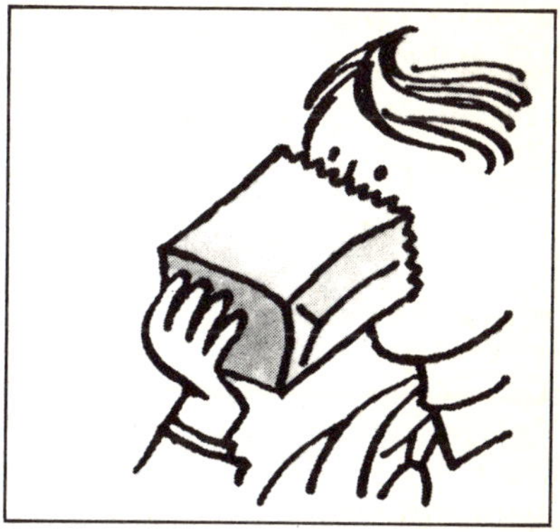

Richtige Tüte

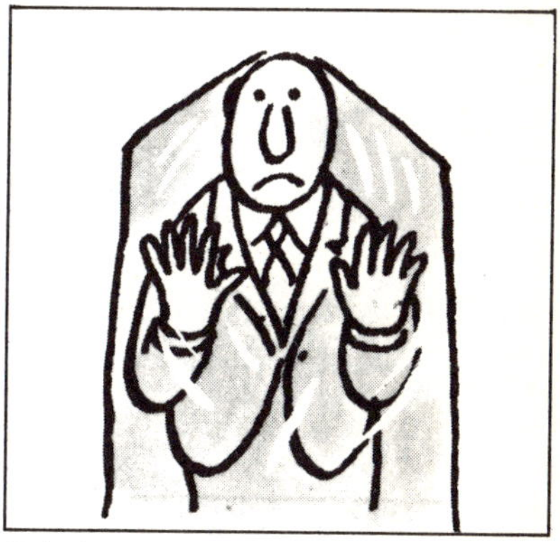

Falsche Tüte

Die Unfähigkeit zu atmen

ren, können Sie einfach behaupten, Sie hatten die Aufgabe, Leim zu schnüffeln.

2. Benutzen Sie niemals einen Plastiksack, in dem Kleider oder Anzüge aus der Reinigung kommen.

Die Unfähigkeit, zu atmen

Manchmal hat es den Anschein, als sei durch meteorologische oder umweltbedingte Einflüsse nicht mehr genügend Sauerstoff in der Luft. Sie haben dann das Gefühl, „nicht mehr atmen zu können." Was tatsächlich passiert ist, läßt sich schnell erklären: der Atempilot ist so entsetzt von den Vorgängen um ihn herum gewesen, daß er versehentlich nicht mehr gearbeitet hat.

Sie müssen diese Situationen rechtzeitig zu erkennen lernen, damit Sie nicht zu spät mit der künstlichen Beatmung anfangen können.

Meteorologische Ursachen

1. Überhitzte Luft, wie zum Beispiel in vollbesetzten Autobussen oder im Schlafzimmer alter Frauen.
2. Zuviele Leute in einem zu kleinen Raum, die alle die Luft veratmen, die da ist. (Solche Massenansammlungen haben auch soziale Hintergründe. Wenn Sie herausfinden wollen, wieviel Luft Ihnen noch zur Verfügung steht, halten Sie sich an die folgende Regel: Ein Verwandter braucht soviel Luft wie fünf Fremde oder zehn Freunde).

Gesellschaftliche Gründe

1. Auf einer Familienfeier fragt Ihre Erbtante, die offensichtlich vergessen hat, daß Sie nicht verheiratet sind, immer wieder, warum Sie keine Kinder haben. Auf jede Ihrer Erklärungen antwortet sie mit „Was?"
2. Wenn Sie als Mädchen ihren Freund mit nach Hause bringen und ihr Vater hält einen zweistündigen Vortrag über Einsteins Relativitätstheorie.
3. Er bringt seine Freundin mit heim, und die Schwiegermutter in spe fragt:
   a) „Sind Sie hoffentlich eine Grüne?"
   oder

Die Unfähigkeit zu atmen

b) „Sind Sie hoffentlich keine Grüne?"

Zeichen und Symptome

1. Das Gefühl, jemand stiehlt Ihnen absichtlich die Luft zum Atmen.

2. Das Gefühl, gemahlenen Weizen einzuatmen.

3. Ein Gefühl der Enge in der Brust und der geradezu überwältigende Wunsch, jemand anderem die Luft zum Atmen zu stehlen.

Erste Hilfe

1. Suchen Sie die Heizung im Zimmer und schalten Sie sie ab. Öffnen Sie das Fenster.

2. Ergreifen Sie die Gesprächsleitung. Reden Sie über Ihre politischen oder religiösen Anschauungen ausführlich und lassen Sie sich nicht unterbrechen. Das nimmt den anderen den Atem und hält Ihr Atemsystem intakt.

3. Antworten Sie Ihrer Tante mit einem Gedicht, wenn sie immer wieder mit ihrem „Was?" daherkommt.

4. Ergreifen Sie auch körperlich die Initiative, und beginnen Sie bei sich mit der künstlichen Beatmung.

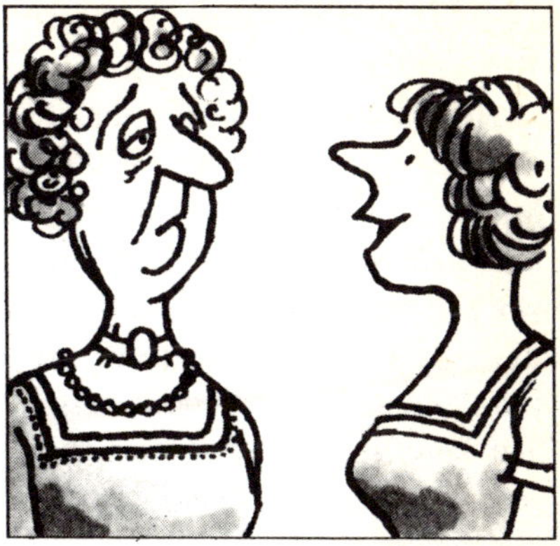

„Festgemauert in der Erden steht die Form aus Lehm . . ."

Ersticken

Das Ersticken ist ein spezieller Fall aus dem großen Kreis der Möglichkeiten, nicht mehr atmen zu können. Es tritt ganz plötzlich auf und ist für die betroffene Person unverkennbar. Es gibt aber auch eine ganz spezielle Behandlungsweise dafür. Heutzutage kennt jeder die Bilder, auf denen dargestellt ist, wie man einem Erstickenden mittels des „Heimlich-Handgriffes" hilft, zum Beispiel im Restaurant. (Es gilt auch als geschicktes Mannöver, eine fremde Frau zu umarmen, die man gerne näher kennenlernen möchte.

Die Unfähigkeit zu atmen

Legen Sie dazu beide Arme fest von hinten um die betreffende Frau und pressen Sie sie ganz fest an die eigene Brust. Wenn sie lautstark protestiert, erklären Sie ihr, daß Sie der festen Meinung waren, sie sei am Ersticken und Sie hätten ihr nur das Leben retten wollen. Eine solche heroische Tat kann nur Dankbarkeit auslösen. Die neue Bekanntschaft sogleich vertiefen!)

Es kann Ihnen natürlich auch einmal passieren, daß Sie ganz allein sind, wenn Sie erstikken. Aus diesem Grunde ist es wichtig, daß Sie die Technik, den ,,Heimlich-Handgriff" bei sich selber anzuwenden, ganz genau beherrschen. Vorher aber müssen Sie lernen, zu erkennen, ob Sie im Begriff sind, zu ersticken.

☛ Zeichen und Symptome

1. Eine plötzliche Unterbrechung Ihrer Atmung. Das ist ein ganz anderes Gefühl, als wenn Sie meinen, statt Sauerstoff plötzlich Mehl oder Asche einzuatmen oder irgend jemand stehle Ihnen den ganzen Sauerstoff aus dem Raum. In diesem Fall bekommen Sie überhaupt keine Luft, weder herein noch hinaus.
2. Das Gefühl, Ihre Kehle sei plötzlich zugeschnürt. Wenn Sie zum Beispiel einen Gehirnschlag erlitten haben und Ihr Atemzentrum ist ausgeschaltet. Dies ist ein sicheres Zeichen für schnelles Ersticken.
3. Ein erschrockener Gesichtsausdruck bei den Leuten, die um Sie herum sind.

✖ Ursachen

1. Fischgräten. Die häufigste Todesursache, wenn es ums Ersticken geht, daher der Ausdruck ,,Selbstmord mit Messer und Gabel". Ein Hypochonder, der Fisch ißt, hat entweder Selbstmord vor oder er ist kein Hypochonder.
2. Mit vollem Mund sprechen oder atmen. Dadurch gerät Essen in den falschen Hals. Nahrung, die in die Lunge statt in den Magen geschickt wird, führt unausweichlich zum Ersticken. Die Gefahr, daß so etwas passiert, hat zur Entwicklung von Tischsitten geführt.

Die Unfähigkeit zu atmen

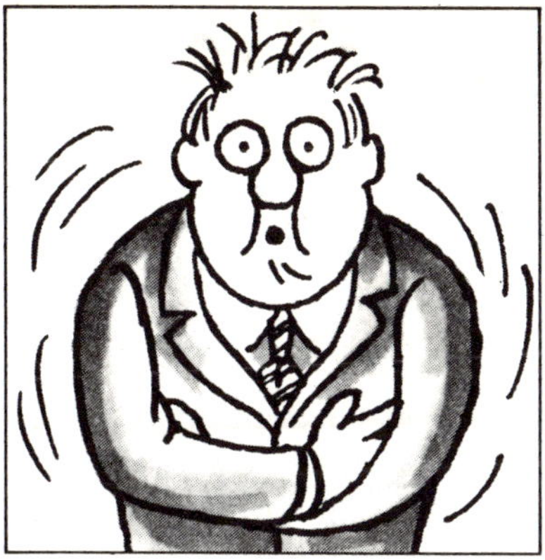

Heimlich-Handgriff, Selbsthilfe

Erste Hilfe

Wenn Sie sicher sind, daß Sie ersticken:

1. Strecken Sie Ihre Arme aus, legen Sie sie von hinten so um Ihren Körper herum, daß beide Fäuste vorne auf dem Solarplexus zu liegen kommen. (Wenn Sie zu fett sind, um mit den Armen ganz um Ihren Körper herum zu kommen, verfahren Sie nach Methode 3).

2. Drücken Sie mit Ihren Fäusten fest auf den Magen, ruckweise, mehrmals, bis der Speisebrei oder -Brokken im hohen Bogen herausfliegt. (Figur 7)
(Niemals in Richtung auf einen anderen Menschen!)

3. Wenn Sie den „Heimlich-Handgriff" nicht an sich selbst durchführen können, suchen Sie sich eine Couchkante oder eine gut gepolsterte Wandecke und stoßen Sie Ihren Magen mehrmals heftig dagegen. (Nehmen Sie dabei aber keinen Anlauf, Sie wollen ja den Erstickungsanfall unterbrechen, und sich nicht auf dem Sofa festnageln lassen).

Die „blaue Apnoe" oder Atemstillstand im Schlaf

Die blaue Apnoe ist eine sehr seltene Krankheit, die besonders von Hypochondern gefürchtet wird. Das Gemeine an dieser Krankheit ist, daß man nie sicher wissen kann, ob man sie hat oder nicht – oder daß es zu spät ist, wenn man erfährt, daß man sie hat. Bei dieser Krankheit kommt es zu einem plötzlichen Atemstillstand mitten während der Nacht, wenn Sie fest schlafen. Normalerweise sorgt der CO_2-Spiegel im Blut für einen normalen Atemrhythmus. Bei der „Blauen Apnoe" fällt dieses Regelsystem aus. Oder, mit anderen

Die Unfähigkeit zu atmen

Worten: der Autopilot schläft mitten bei der Arbeit ein.

Es kann dabei passieren, daß Sie nach Luft schnappend aufwachen und sich unter Ihrer Kontrolle die Atmung wieder erholt. Es kann aber auch sein, daß Sie nie mehr aufwachen. Die ,,blaue Apnoe" ist eine ganz miese Krankheit.

☛ Zeichen und Symptome

1. Plötzliches Erwachen. So, als wenn Sie während des Einschlafens das Gefühl hätten, Sie würden ersticken – oder Ihr Bettpartner ist nicht vertrauenswürdig.
2. Morgenmüdigkeit. Dies kann ein Zeichen dafür sein, daß Sie nicht ausgeschlafen sind, weil Sie während des Schlafens zu wenig geatmet haben.

Erste Hilfe

1. Schlafen Sie nicht allein. Lassen Sie sich von Ihrem Bettgenossen wecken, wenn Sie oder er bemerkt, daß Sie aufgehört haben zu atmen.
2. Schlafen Sie mit niemandem, dem Sie nicht trauen.
3. Schlafen Sie nicht!

Gifte

Der Durchschnitts-Mensch denkt bei Gift an mittelalterliche Hofintrigen oder an Krimis von Agatha Christie. Der Hypochonder aber weiß die Wahrheit, er ist sich ständig bewußt, daß unser tägliches Leben einen einzigen Kampf mit Giften darstellt, mit Giften, die aus den unerwartetsten Ecken auftaucht, wie zum Beispiel aus den Blättern der Tomatenpflanzen. Wenn Sie nicht einmal einer Tomate trauen können, wem sollen Sie dann noch vertrauen?

Niemandem und Nichts! Sie sollten alles verdächtigen, was Sie essen, trinken, berühren oder einatmen. Farben und Polituren sind offensichtlich gefährlich, weil sie giftig riechen. Nahrungsmittel sind am schlimmsten, weil ihr Äußeres geradezu zum Essen einlädt, während darunter der Tod in Form von Bakterien lauern kann. Manche Speisen, zum Beispiel Pilze, sind absolut tödlich. Durch Schellfisch können Sie auf drei verschiedene Arten vergiftet werden, wobei die schlimmste zur Lähmung führt. Auch sogenannte Wildfrüchte, im Wald gesammelt, können tödlich sein, wenn Sie die falsche Pflanze pflücken. Und wenn die vegetarische Nahrung so gesund sein soll, warum sterben dann auch die Vegetarier?

Auch der Haushalt ist vergiftet. So können Sie bereits vergiftet werden, während Sie den Flur bohnern. Logischerweise haben die Dämpfe des Bohnerwachses Sie vergiftet. Gehen Sie sofort ins Freie und versuchen Sie bei Bewußtsein zu bleiben. Rufen Sie Ihre Giftberatungsstelle an.

Gift in der Nahrung

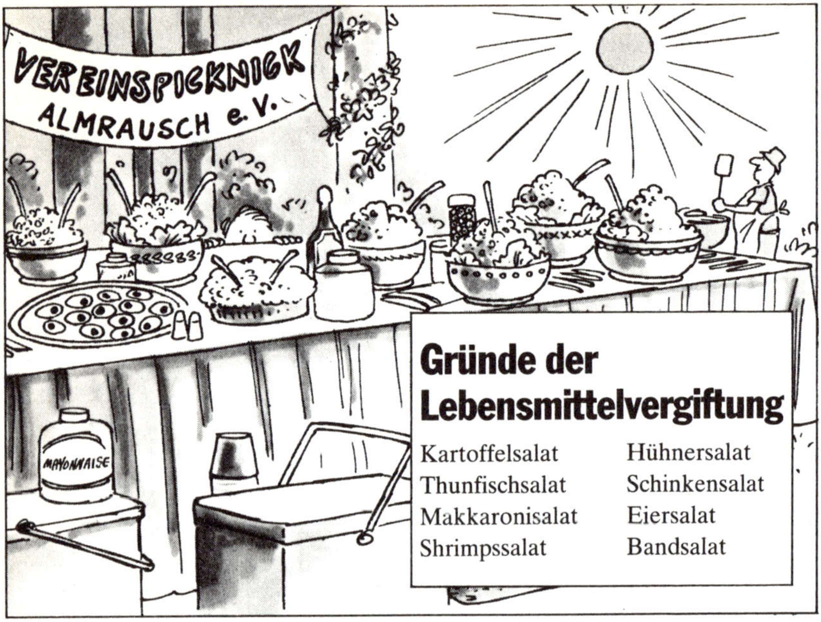

Gründe der Lebensmittelvergiftung

Kartoffelsalat	Hühnersalat
Thunfischsalat	Schinkensalat
Makkaronisalat	Eiersalat
Shrimpssalat	Bandsalat

Dort müssen Sie als Hypochonder stets mit Unfreundlichkeit rechnen, machen Sie sich nichts draus, der Hypochonder weiß, daß er in einer feindlichen Welt lebt.

Gift in der Nahrung

Nahrung ist an sich nicht giftig, aber es gibt Ausnahmen. Auf der Nahrung brüten die Bakterien, die Nahrungsmittelvergiftungen auslösen. Manche Speisen sind schlimmer als andere, hundertprozentig sicher ist keine. Daraus ergibt sich, daß Essen immer mit Risiko verbunden ist.

Manche Menschen essen Nahrung, von der sie wissen, daß sie giftig ist. So schwärmen die Japaner für eine Fischart, die absolut tödlich ist, wenn sie nicht richtig zubereitet wird. Und sogar bei richtiger Zubereitung enthält dieser Fisch Giftreste. Das führt zu einem perversen Wohlgefühl, das solche Menschen aber lieben.

Ein Hypochonder muß keine exotischen Speisen essen, um mit dem Tod flirten zu können. Sie fühlen sich jedesmal bereits als

Gift in der Nahrung

Spielernatur, wenn sie ein Thunfischbrot essen.

✖ Ursachen

1. Restaurant-Essen. Die Restaurantküchen sind Brutstätten für Nahrungsmittelgifte und giftige Bakterien. Solange es Restaurants gibt, werden diese Biester nicht auszurotten sein. (Schnellrestaurants sind davon nicht betroffen, denn deren Speisen werden aus chemischen Stoffen gemacht, auf denen solche Bakterien nicht wachsen können).

2. Picknicks im Wald. Angemachte Eier, Tomatensalat und Thunfisch, die bei solchen Gelegenheiten serviert werden, sind gefährlicher als der Wochenendverkehr. Nichts versetzt einen Hypochonder so in Angst wie eine Schüssel Tomatensalat, die in der Sonne steht. Das ist eine Zeitbombe, die jederzeit hochgehen kann.

   Es ist die Mayonnaise, die die Bakterien so anzieht. Wenn Mayonnaise in der Sonne steht, wird sie tödlich. Speisen, die mit Mayonnaise zubereitet werden, können daher nur in klimatisierten und halb verdunkelten Räumen gegessen werden.

☛ Zeichen und Symptome

1. Übelkeit. Ein Gefühl, daß Ihr Körper, speziell die Magengegend, nicht mehr einwandfrei arbeitet. Sie spüren, daß eine Katastrophe unmittelbar bevorsteht.

2. Brechreiz. Schweißausbrüche. Die Katastrophe scheint sicher.

3. Katastrophe. Sie werden von Schüttelfrost und Hitzewellen geplagt. Sie spüren den Tod nahen und wünschen ihn herbei.

✚ Erste Hilfe

Gegen eine Nahrungsmittelvergiftung können Sie herzlich wenig tun. Die nimmt einfach seinen Lauf. Sie können lediglich die Leidenszeit abkürzen, wenn Sie sich nicht mehr dagegen wehren. Eine Speise weiterzuessen, von der Sie wissen, daß sie tödlich ist, wäre Perversität. Außerdem macht das alles nur noch schlim-

Botulismus

mer. Vergiftete Speisen wirken immer beängstigend und deprimierend. Manchmal, zwischen dem Erbrechen, durchläuft Sie ein Schüttelfrost und Sie fangen an zu heulen. Wenn das passiert:

1. Wickeln Sie sich in eine warme Decke ein und lassen Sie sich von jemandem trösten.
2. Planen Sie eine Kontrolle des Restaurants und beschreiben Sie, was Ihnen dort passiert ist. Sie können auch einen schriftlichen Bericht abfassen und an die Tür des Restaurants heften.

Botulismus

Der Botulismus unterscheidet sich von anderen Nahrungsvergiftungen dadurch, daß er Sie nicht nur krank macht, sondern auch tötet. Das Botulismusgift wird von Bakterien hergestellt, die in Büchsennahrung leben.

Manche Menschen verzichten auf Büchsennahrung nur dann, wenn das Verfallsdatum auf dem Dosenboden erreicht ist. Warum solch ein Risiko eingehen? Der Hypochonder verzichtet

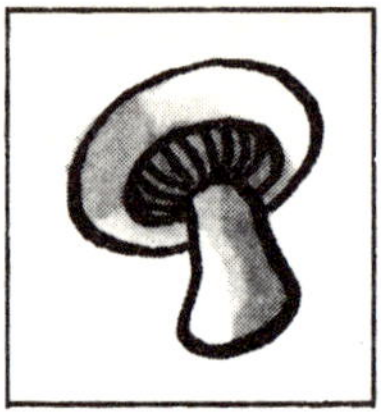

Ungiftig

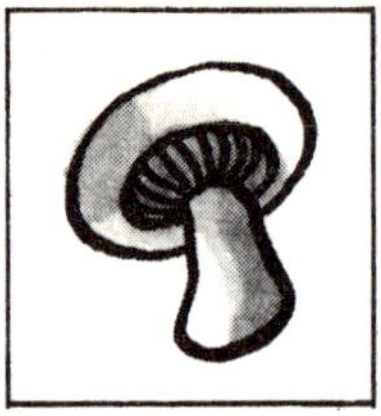

Giftig

grundsätzlich auf Büchsennahrung, anstatt mit jeder Büchse Pilze oder Rindsgulasch eine Art russisches Roulette zu spielen.

(Das gleiche gilt für Lachs aus Dosen und kalte Kartoffelsuppe.)

Verzichten Sie einfach auf diese Dinge. Wenn Sie es nicht lassen können, achten Sie bitte unbedingt auf die folgenden Symptome:

Zeichen und Symptome

1. Erbrechen
2. Nachlassen der Sehkraft
3. Verlust der Stimme

Erste Hilfe

Wenn Sie diese Symptome bemerken, sind Sie ein Opfer des Botulismus. Jetzt ist es zu spät, einen Arzt zu rufen, denn erstens können Sie die Nummer nicht im Telefonbuch finden (siehe Symptom 2) und zweitens

Chemische Gifte

können Sie mit dem Arzt nicht sprechen (siehe Symptom 3). Hier gibt es keine Erste Hilfe.

Chemische Gifte

Fast alles, was der Mensch entwikkelt hat, ist giftig, vom Nagellack bis zum Feuerzeugbenzin. Am besten wäre es, das ganze Zeug, das die Aufschrift „*Vorsicht*" trägt, gar nicht erst zu benutzen. Wenn Ihnen das nicht möglich ist, müssen Sie wenigstens darauf achten, die beiden schlimmsten Gifte, die uns Menschen bedrohen, mit Vorsicht zu behandeln – Insektensprays und Haushaltsreiniger.

1. Insektensprays. Zum Verteidigungshaushalt unseres Haushalts gehören Blattlaus-, Ameisen-, Wespen- und Küchenschaben-, Hornissen- und Fliegensprays. Und die sind alle wahnsinnig giftig, auch wenn die Aufschriften etwas anderes besagen. Beachten Sie folgende Anweisungen:

a) Tragen Sie immer Gasmaske und Gummihandschuhe

b) Besprühen Sie niemals Ihre Brotzeit

c) Sprühen Sie nie in dem Raum, in dem Sie gerade sind

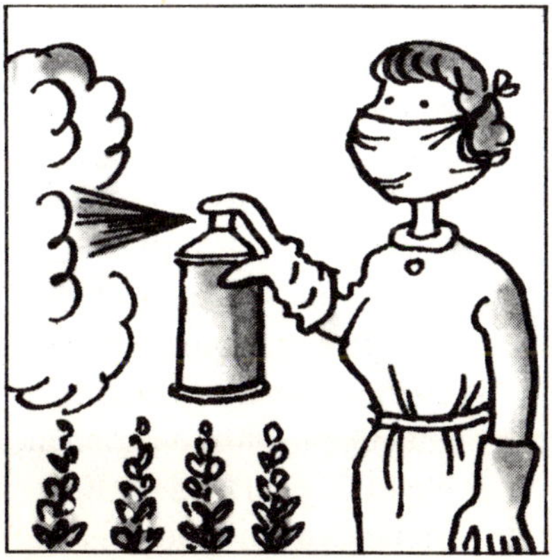

Sachgemäßer Schutzanzug

2. Haushaltsreiniger. Die sind alle giftig für den Menschen. Am schlimmsten ist Möbelpolitur. Mit Möbelpolitur zu arbeiten ist mindestens so gefährlich wie bei der Entgiftung von Seweso mitzumachen oder als Putzfrau in der Sperrzone des schnellen Brüters von Kalkar zu arbeiten.
Beachten Sie folgende Anweisungen:

a) Halten Sie sich eine Zugehfrau. Wenn das allerdings Ihr Gewissen oder

Chemische Gifte

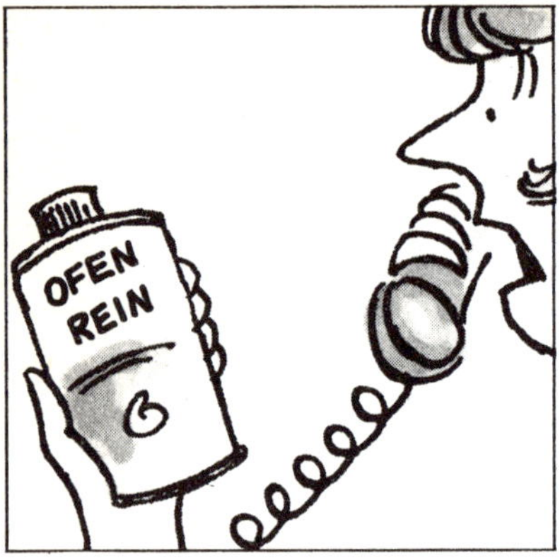

Rufen Sie die Giftberatung an

Ihre Geldbörse zu stark belastet, entscheiden Sie sich am besten für folgende Taktik: Mieten Sie sich eine Wohnung und ziehen Sie in eine neue um, sobald sie zu schmutzig ist, um ohne gesundheitliche Schäden noch länger benutzt werden zu können (natürlich geht das nur mit möblierten Wohnungen). Oder, als Langzeit-Lösung:

c) Heiraten Sie einen/eine Gesundheits-Chauvi! Das sind zwar meist keine leidenschaftlichen Möbel-Polierer, aber wenn Sie ewig herumjammern, wie gefährlich Möbelpolitur sei und von Krebs, Hirnschäden und Schwindelgefühlen reden, bringen Sie so jemanden derart aus der Fassung, daß er hinrennt und die Möbel poliert, und wenn es nur deswegen ist, weil er/sie Ihnen beweisen will, daß er gar nicht so schlimm ist. Das ist übrigens der einzige vernünftige Gebrauch, den Sie, den wir von den Gesundheits-Chauvis machen können.

☛ Zeichen und Symptome

Haushaltsreiniger und Insektensprays haben die gleiche Wirkung, aus verschiedenen Gründen. Es ist wahr, im Notfall können Sie Ofenreinigungsmittel gegen Insekten einsetzen. Das wird die Viecher umbringen. Insektenvertilgungsmittel dagegen beseitigen starke Verschmutzung nicht einmal in Ausnahmefällen. Ob Sie derartige Insektizide also auch in Zukunft benutzen wollen, wo Sie doch mit Haushaltsreinigungssprays mehr als nur zwei Fliegen auf einmal schlagen können, bleibt Ihrem Hang zur Sparsamkeit in unwichtigen Dingen überlassen.

Chemische Gifte

1. Kopfweh. Alle übelriechenden, giftigen Schwaden verursachen Kopfweh.

2. Hals- und Lungenentzündung. Sie können deutlich spüren, wo die giftigen Moleküle Ihre sensiblen Schleimhäute zerstört haben.

✚ Erste Hilfe

1. Rufen Sie die Giftberatungsstelle solange nicht an, bis Sie tatsächlich Möbelpolitur geschluckt haben. Die Leute dort sind sehr mäkelig bei der Beurteilung, was Vergiftungen sind und was nicht.

2. Studieren Sie die Gebrauchsanweisung. (Versichern Sie sich, daß Sie auch wirklich die Gasmaske vorher angelegt und die Gummihandschuhe angezogen haben!) Dort steht, was im Falle einer Vergiftung zu tun ist. Tun Sie alles Erforderliche, rufen Sie nur nicht die Giftberatungsstelle an!

3. Gewinnen Sie jemanden, der aufpaßt, ob Sie sich irgendwo oder irgendwie verändern. Wenn niemand da ist, beobachten Sie sich ununterbrochen im Spiegel. Wenn Sie zur gleichen Zeit grün, gelb oder beides werden, oder wenn Sie es nicht einmal mehr bis zum Spiegel schaffen, dürfen Sie die Giftzentrale anrufen, ohne Angst vor drohender Zurückweisung haben zu müssen.

Operationen auf dem Küchentisch

Jeder Arzt wird Ihnen sagen, daß nur Chirurgen operieren können. Quatsch! Früher waren es die Barbiere, die operierten. Die wenigen Unfähigen schneiden noch heute ganz schön herum. Und es gibt eine Menge Ärzte, die der Menschheit einen großen Gefallen täten, wenn sie Barbiere oder Friseure werden würden – einen weißen Kittel haben sie ja ohnehin schon. Und Sie, Sie täten gut daran, die Grundbegriffe der Chirurgie zu erlernen. Klar, wenn Sie eine Herztransplantation vornehmen oder einen Hirntumor entfernen lassen wollen, brauchen Sie einen Chirurgen Ihres Vertrauens. Derartige Eingriffe liegen außerhalb des Bereichs der Küchenchirurgie. Aber Splitterverletzungen können Sie durchaus selber in die Hand nehmen.

Dabei sind Splitterverletzungen keineswegs zum Lachen: Sie tun nicht nur schrecklich weh und können Entzündungen verursachen, sie haben außerdem während vieler Generationen zur Entwicklung der modernen Technik beigetragen. Auf die ständig durch Holzsplitter drohenden Gefahren ist die Entwicklung von Teppichen, Linoleum, von Polstermöbeln, Arbeitshandschuhen und Klobrillen aus Plastik zurückzuführen. In der Tat sind objektive Beobachter überzeugt davon, daß Plastikwerke nur deshalb wie Pilze aus dem Boden schießen konnten, weil bei vielen Menschen der dringende Wunsch bestand, die Gefahr zu beseitigen, sich ständig an den unmöglichsten Stellen Splitter einzureißen. Splitter tun weh, entzünden sich, und

Splitterverletzungen

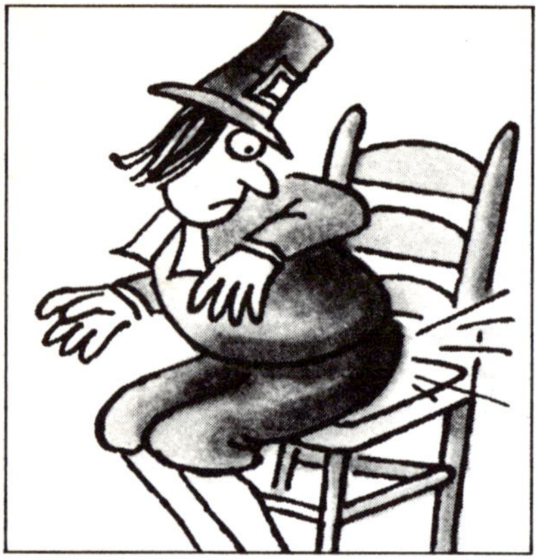

Splitterverletzung

davon abgesehen: wer will schon Fremdkörper in seinem Körper haben?

Wenn Sie sich einen Splitter einziehen, haben Sie zwei Möglichkeiten: Sie können in die Notaufnahme der nächstgelegenen Klinik eilen – was Sie einen Arm oder ein Bein kosten kann – ganz egal, wo der Splitter sitzt. Oder Sie können die Sache selber in die Hand nehmen. Dabei sparen Sie nicht nur Geld, wenn Sie sich selbst operieren, die Notaufnahme wird Ihnen auch noch dankbar sein. Wenn Sie erst einmal gelernt haben, selber Splitter zu entfernen, dann werden Sie in kurzer Zeit auch schwierigere Eingriffe beherrschen. Sie werden mit Bravour eingewachsene Zehennägel, Eiterblasen und andere kleine Fehlgriffe der Natur erfolgreich operieren können.

Splitterverletzungen

Wenn ein Stück Holz in Ihren Körper eingebettet wird, sind Sie entweder vom Pfeil eines Bogenschützen getroffen worden oder Sie haben sich einen Spreißel eingerissen. Splitter sind meist kleiner als Pfeile und tun auch weniger weh.

✗ Ursachen

Kontakt mit Naturholz

☛ Zeichen und Symptome

1. Splitter sind leicht zu diagnostizieren. Meistens haben Sie das Gefühl, der Stuhl oder der Besenstiel hat Sie gebissen. Ein beißender Schmerz weist Sie darauf hin, daß Sie sich gerade einen Splitter in den Körper gejagt haben.

2. Es gibt Splitter, die sind besonders dünn und scharf. Sie bohren sich in Ihre Haut, ohne daß Sie irgendwas merken. Wenn Sie einen wunden Punkt haben und

Die med.-techn. Küche

Sie irgendetwas unter Ihrer Haut lauern sehen, dann ist das ein Splitter. Die einzige andere Möglichkeit: Es hat sich eine Art parasitärer Wurm, der gewöhnlich im Nil lebt, eingeschlichen und durchbohrt nun Ihre Hand.

Die medizinisch technische Küche

Um als Chirurg zu arbeiten, brauchen Sie einen Operationssaal, und wenn es nur ein ganz kleiner ist. Wahrscheinlich haben Sie aber gar keinen O.P. im Haus, es bleibt Ihnen also nichts anderes übrig, als einen anderen Raum dazu umfunktionieren. Dazu bietet sich die Küche an. Spülbecken und kochendes Wasser ist leicht zur Hand. Und natürlich Stühle und ein Tisch, für größere Eingriffe.

Wenn Sie Vertrauen zu Ihrer Küche als wirklich zuverlässigen Operationssaal haben wollen, müssen Sie ihn entsprechend umrüsten. Dazu gehören Werkzeuge, von deren Existenz nicht einmal ein original-französischer Küchenchef gehört hat. Weil aber andere Mitglieder Ihrer Familie in der Küche einen Platz sehen, wo man Zwiebeln hackt und Fleisch klopft, kann es Ihnen passieren, daß Sie mit denen Krach kriegen, wenn es um eine propere Ausrüstung geht.

Die Lösung dieses Problems liegt in der Natur moderner medizinischer Ausrüstung. Erstklassiges Material, klare Linienführung und Edelstahl entsprechen den Stilrichtungen modernen Möbeldesigns.

Klären Sie Ihre Familie auf, daß die Zukunft des heutigen Stils, – die Verwendung von Technik und moderner Industrie in der Innenarchitektur –, in der freien Anwendung der Medizintechnik im Heim liegt.

Natürlich dürfen Sie jetzt nicht in einen Laden für modernen Krankenhausbedarf rennen und die ganze Küche auf einmal überholen. Schaffen Sie nach und nach an, was Sie sich leisten können, dann macht auch Ihre Familie mit. Als erstes brauchen Sie die folgenden Gegenstände:

Der Operationstisch: Ein normalgroßer OP-Tisch mag vielleicht extravagant erscheinen, aber der macht was her als Eßtisch oder Küchentisch, vor allem wenn Sie einen erwischen, der höhenverstellbar ist. Sie wollen ja

Die med.-techn. Küche

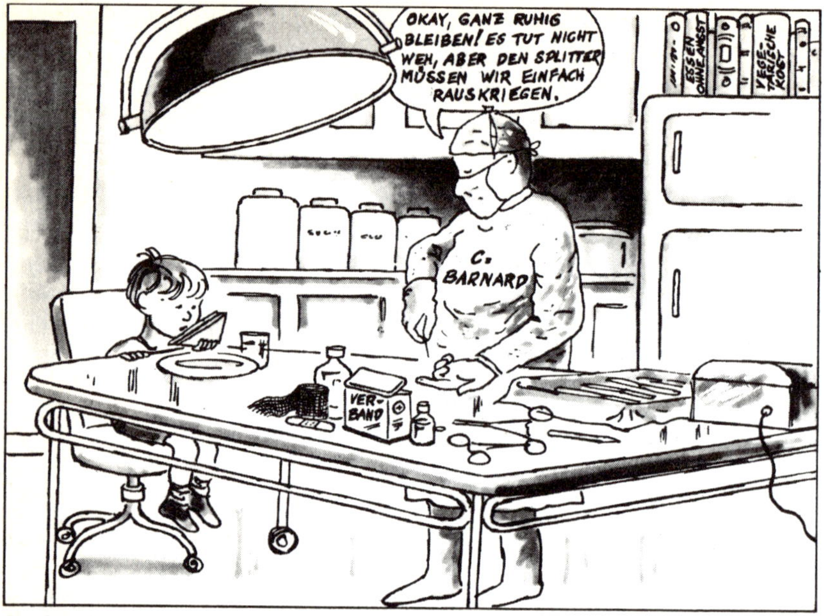
OKAY, GANZ RUHIG BLEIBEN! ES TUT NICHT WEH, ABER DEN SPLITTER MÜSSEN WIR EINFACH RAUSKRIEGEN.
ESSEN OHNE ANGST
VEGETARISCHE KOST
C. BARNARD
VERBAND

Lenken Sie sich ab beim Operieren

schließlich nicht im Stehen essen.

Was auch immer Sie tun, versuchen Sie womöglich nicht, den Tisch unter einem geblümten Tischtuch zu verstecken. Haben Sie Mut! Lassen Sie den glatten Edelstahl für sich sprechen. Und kaufen Sie niemals einen gebrauchten OP-Tisch, – Spekulationen darüber, was auf dem schon alles passiert sein könnte, sind vielleicht dazu angetan, Ihnen den Appetit zu verderben.

OP-Tische im Kleinformat, wie sie von Tierärzten benutzt werden, die Hunde und Katzen operieren, sind billiger und wirken als Hausbar spitze. Außerdem brauchen Sie kein Hackbrett, und sie sind so leicht zu reinigen.

Beleuchtung. Wenn Sie in Ihrem eigenen Fleisch nach einem Splitter suchen, wollen Sie klar sehen können. Die großen Hängeleuchten, die in den Kliniken die Operationssäle beleuchten, können mit einer schwächeren Birne durchaus in der normalen Küche aufgehängt werden, – Sie müssen lediglich eine 10 000-Watt-Birne für Operationen bereithalten.

Operations-Besteck. Neben einem Skalpell wirkt ein Steak-

Die med.-techn. Küche

messer wie grober Knüppel. Kaufen Sie Skalpells zu Dutzenden. Wenn die anderen erst einmal merken, wie herrlich sich Fleisch damit schneiden läßt, werden sie endlich erkennen, welche Vorteile es hat, mit der Medizintechnik zu leben. Wenn sich die Leute allerdings dann beim Essen vorstellen, daß sie kein Porterhouse-Steak zerschneiden, sondern an einer Kuh herumoperieren, können sie leicht schon mal zum Vegetarier werden. Das schont Ihr Besteck, lassen Sie die Leute.

Zubehör. Skalpelle sind nicht die einzigen Einrichtungsgegenstände, für die Sie neue Verwendungsmöglichkeiten in der Küche finden können. Mit Nahtklammern können Sie eine gefüllte Gans zumachen. Die Handschuhe der Chirurgen eignen sich hervorragend zum Geschirrspülen. Und Arztkittel sind sehr elegante Küchenschürzen.

Sterilisation. Hier bietet sich als Mittel der Wahl der Autoklav an. In ihm werden unter hohem Dampfdruck Ihre Instrumente gereinigt. Warum sollte er nicht als Spülmaschine den gleichen Zweck erfüllen? Und im Notfall kann er als Dampfkochtopf verwendet werden.

● Das Operieren

1. Legen Sie Ihren OP-Kittel an. Jetzt brauchen Sie einen Assistenten oder eine Schwester, weil er hinten zugebunden werden muß. Lassen Sie sich vorn etwas aufdrucken, zum Beispiel C. Barnard, das verleiht dem Ganzen Stil.

2. Schruppen Sie sich ab mit antibakterieller Seife. Legen Sie Gesichtsmaske und Gummihandschuhe an.

3. Packen Sie eine Nähnadel und mehrere Pinzetten in den Autoklaven. (Skalpelle sind einfach viel zu scharf, um sie für was anderes als zum Essen zu verwenden. Aber sie geben dem ganzen die richtige Atmosphäre. Streuen Sie ein paar davon über Ihren Operationstisch aus, dazu Geburtszangen und Thermometer).

4. Jetzt nehmen Sie die Pinzette und die Nähnadel ganz vorsichtig aus dem Autoklaven. Pulen Sie dann die Haut rings um den Splitter sorgfältig auf und holen Sie ihn stückweise heraus.

Die med.-techn. Küche

5. Während der Operation müssen Sie so mit sich selber reden, als ob Sie einen neuen Vorgang erklären müssen. Sagen Sie zum Beispiel: „Nur ruhig bleiben, gleich ist alles vorbei, wir haben's gleich, es tut überhaupt nicht weh, aber wir müssen einfach den Splitter rauskriegen!" Dann fühlen Sie sich nicht nur wie ein richtiger Arzt, es beruhigt Sie auch, wenn es Ihnen mulmig werden sollte.
6. Jetzt holen Sie eine Pinzette.
7. Ziehen Sie den Splitter raus.
8. Sagen Sie: „Na, das war doch gar nicht so schlecht, oder?"

Pest und andere Schrecken

Es gibt eine ganze Anzahl gefährlicher oder sogar tödlicher Krankheiten, die nur als Randerscheinungen der Medizin angesehen werden. Die meisten Menschen glauben, diese Krankheiten seien ausgestorben – oder aus der Mode gekommen – oder daß man sie hierzulande nicht bekommen kann. Eine derartig leichtfertige Haltung wird ein Hypochonder niemals einnehmen. Wenn Sie Krankheit wirklich ernst nehmen, müssen Sie sich über alles aufregen. Das gilt logischerweise auch für die Pest, Lepra und Tollwut.

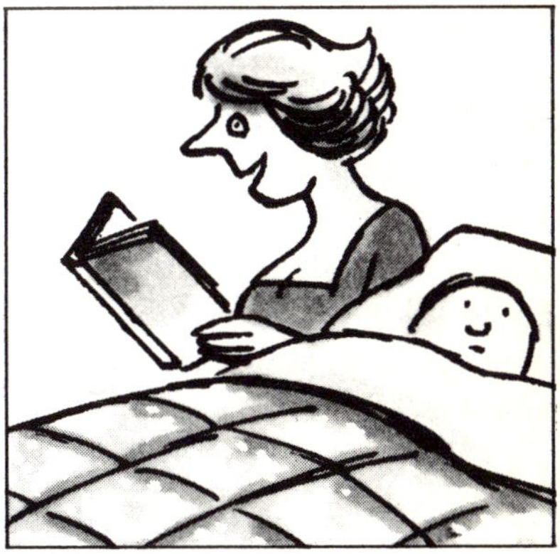

Erst bekam die Großmama die Pest, dann . . .

Pest

Vielen Leuten ist gar nicht bewußt, daß die Pest in Europa keinesfalls ausgestorben ist. Es gibt sie! In den Karpaten lebt immer noch eine Art von Beulenpest, übertragen von Eichhörnchen, die sich verstecken wie die Nazis in Argentinien. Wenn so ein Eichhörnchen Sie beißt, bekommen Sie die Beulenpest! Allein 1982 er-

Pest

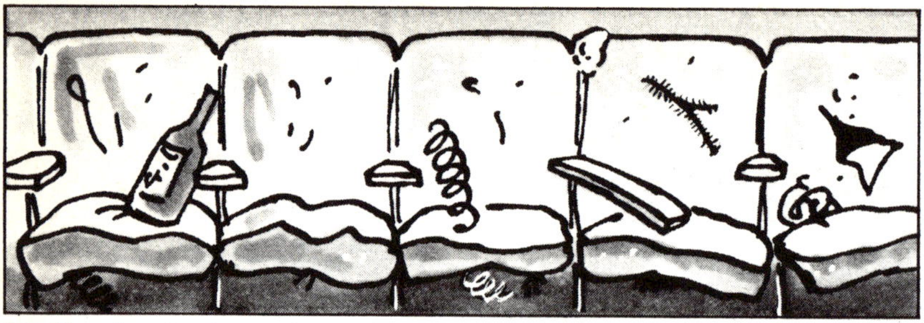

Die Ursachen für Pest und Lepra

krankten in Europa drei Leute an Beulenpest.

Wie groß diese Zahl auch immer sein mag, man muß sie sehr ernst nehmen. Neben der schwarzen Pest, die im vierzehnten Jahrhundert durch ganz Europa raste, wirkt Krebs wie ein Hitzepickel. Die Pest wurde aus Asien durch Ratten eingeschleppt und von Flöhen auf den Menschen übertragen. (Hüten Sie sich vor Leuten, die Flöhe haben!) Die Pest hat fast ein Viertel der Bevölkerung Europas dahingerafft. Heutzutage sind Pestgeschichten, die man kleinen Kindern auftischt, einer der Gründe dafür, daß so viele Menschen Hypochonder werden. Alle Hypochonder halten die Pest in Ehren.

Es scheint unwahrscheinlich, daß Europa noch einmal durch eine Pestepidemie entvölkert wird. Schließlich haben die Ärzte, so sehr sie uns auch sonst auf die Nerven gehen, das Streptomycin erfunden. Aber was hilft das Ihnen? Stellen Sie sich vor, Sie fahren übers Wochenende in die Karpaten und werden von einem Eichhörnchen gebissen? Dann bekommen Sie die Beulenpest!!! Das ist eine Frage, die alle Hypochonder aufs tiefste bewegt.

☛ Zeichen und Symptome

1. Geschwollene Mandeln. Rastlosigkeit.
2. Hohes Fieber.

✕ Ursachen

1. Ratten aus Asien.
2. Eichhörnchen aus den Karpaten.
3. Wartesäle in Hauptbahnhöfen.

✚ Erste Hilfe

1. Schlafen Sie und trinken Sie so viel wie möglich.

Tollwut

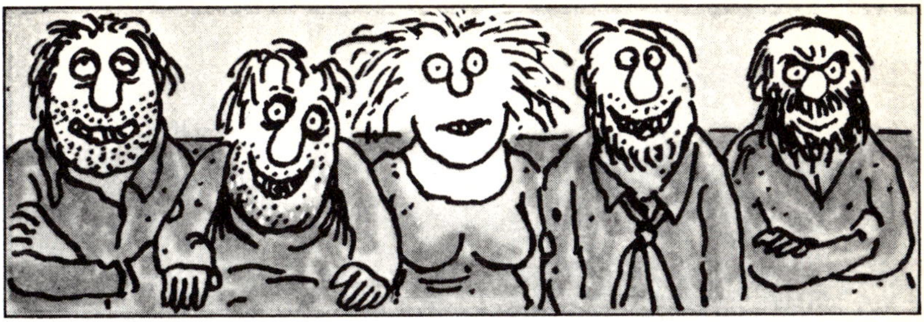

Quellen der Tollwut

2. Rufen Sie den Notarzt.
3. Holen Sie das Zweite Deutsche Fernsehen! (Es gibt immer noch kein rührendes, aufrüttelndes Fernsehspiel über jemanden, der die Beulenpest hatte und von seiner Familie und seinen Freunden verstoßen wurde).

Tollwut

Jeder, der Walt Disneys Film „*Susie und Strolch*" gesehen, erinnert sich daran, was die Tollwut aus einem niedlichen kleinen Hündchen für ein Ungeheur macht. Dieser Film hat unzähligen jungen lernfähigen Hypochondern bewiesen, daß sie keinem Tier mehr trauen dürfen. Ob Hamster oder Maulwurf, Kaninchen oder Pekinese, alle gehören sie zu den verdächtigen Subjekten, die jederzeit zu einer tollwütigen Meute werden können.

Und Fledermäuse übertragen die Tollwut. Alle Fledermäuse!

☛ Zeichen und Symptome

1. Kräftiger Speichelfluß.
2. Unkontrollierbare Heiterkeitsausbrüche. (Diese beiden Symptome können auch beim Anblick eines kalten Buffets auftreten; versichern Sie sich, ob wirklich nirgendwo eines zu sehen ist).
3. Im Spätstadium: Krämpfe.

✖ Ursachen

1. Füchse und Fledermäuse.
2. Tierhandlungen.
3. Wartesäle in Hauptbahnhöfen.

Lepra

Erste Hilfe

1. Erschießen Sie sich nicht!
2. Rufen Sie einen Arzt oder in diesem Falle besser einen Tierarzt.
3. Bis Hilfe eintrifft, behandeln Sie die Tollwut genauso, als litten Sie unter Angstzuständen. Legen Sie sich ungestört in einen dunklen, ruhigen Raum. Das müßte Krämpfe verhindern. Schaden tragen Sie auf keinen Fall davon, auch wenn Ihre Diagnose falsch gewesen sein sollte.

Lepra

Lepra ist die scheußlichste Krankheit, die Sie jemals kriegen können. Sie ist so scheußlich, daß Leute, die Lepra haben, versuchen, ihr einen anderen Namen zu geben, einfach um nicht einen so schlechten Eindruck zu hinterlassen.

☛ Zeichen und Symptome

1. Hautausschlag.
2. Taubheit in den Fingern und Zehen.

✘ Ursachen

1. Aussätzige.
2. Rhesus-Affen. Wissenschaftler haben Rhesus-Affen zu Forschungszwecken mit Lepra infiziert. Sie können niemals ganz sicher sein, daß nicht irgendwann so ein Rhesus-Affe, der infiziert wurde, ausgekniffen ist.
3. Wartesäle in Hauptbahnhöfen.

✚ Erste Hilfe

Begeben Sie sich sofort in eine Leprakolonie.

Reisekrankheiten

Ganz gegen Ihren Willen planen Sie eine Reise. Ihre Frau wälzt Reiseprospekte und liest Ihnen laut die Namen fremder Länder vor: Indien, Ceylon, Frankreich. Sie aber überfliegen in größter Eile eine Bekanntmachung der Welt-Gesundheits-Organisation, um herauszufinden, ob die Pocken wirklich ausgestorben sind.

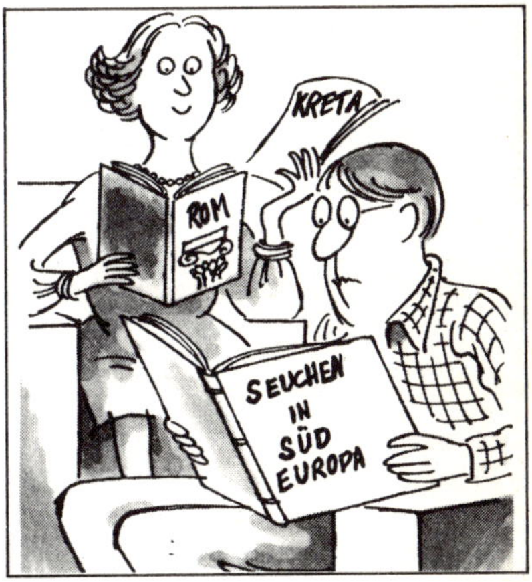

Reisevorbereitung

Für Hypochonder bedeutet jede Reise ein schreckliches Abenteuer. Während sich die anderen darauf konzentrieren, das beste Restaurant oder die beste Ruine zu finden, beschäftigt ihn nur ein Gedanke: Was werde ich mir dort wieder für ein Leiden einfangen? Schon allein der Gedanke daran, daß Sie sich impfen lassen müssen, wenn Sie verreisen wollen, kann Ihnen den Wunsch nahelegen, am besten doch zu Hause zu bleiben. Warum sollten Sie auch irgendwo hinfahren, wo auch nur die geringste Chance besteht, daß Sie sich Gelbfieber oder Cholera einfangen, von Malaria und Schlafkrankheit gar nicht zu reden.

Reisekrankheiten

Reiseprogramme für Kranke

Warum vergammelte Ruinen anschauen und Gefahr laufen, die Ruhr zu bekommen, wenn es Angebote gibt, die Ihren speziellen Interessen dienen dürften? Warum nicht eine Hypochonder-Reise, komplett mit Charterflug und Reiseführer? Seit ewigen Zeiten veranstalten Museen Spezialreisen mit fachmännischer Führung für Archäologen und Geschichtsfans. Die Krankenhäuser könnten doch ein ähnliches Angebot für Hypochonder bereithalten.

Das einzige Problem dabei ist, daß Sie dann mit einem Haufen anderer Hypochonder zusammenreisen müssen. Wer würde dann überhaupt noch mit Ihnen über Ihre Probleme reden? Und trotzdem, die Reise könnte es wert sein. Hier einige Vorschläge:

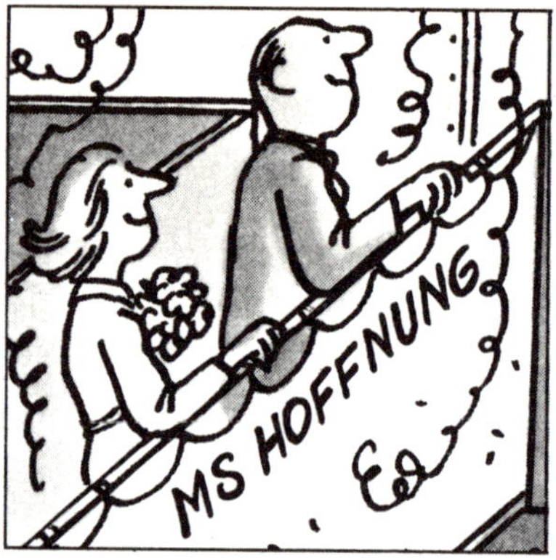

Die Gesundheits-Kreuzfahrt

Kreuzfahrt auf der „M.S. Hoffnung“
Einige Tage auf dem Lazarettschiff „Hoffnung“. Im Programm enthalten, neben Tanz und Galadinner mit einigen der berühmtesten Ärzte der Welt, eine gründliche Untersuchung und Behandlung einer schweren Krankheit, weitere ärztliche Betreuung gegen Aufpreis. Jeden Abend Vorträge über die schwersten Krankheiten dieser Welt.

Römische Apotheken
Besuchen Sie die Ruinen der Apotheken des alten Rom. Hier lernen Sie, was die alten Römer gegen Wunden verordneten, die sie in der Kampfarena erlitten, und warum die ersten Christen die Schmerzen aushielten, die entstehen, wenn man von einem Löwen gefressen wird. Als Führer steht Ihnen ein Arzt zur Seite, der fließend italienisch und lateinisch spricht.

Ferien in Lourdes
Die Reise zur berühmtesten Grabstätte der Welt. Die heilige Jungfrau von Lourdes hat soviele Kranke und Krüppel geheilt; als Zeichen dafür ließen sie ihre Krücken und Kopfwehpillen an der Grabstätte zurück. Wird sogar manchmal vom überlasteten Arzt Hypochondern verschrieben, nach dem Motto: „Warum fahren Sie nicht mal nach Lourdes?“

Reisekrankheiten

Aber auch ohne diese Tropenkrankheiten bleibt jede Reise ein Alptraum. Denn Sie müssen selbst bekannte Krankheiten in einer unbekannten Umgebung in den Griff kriegen. Schon der Gedanke an einen Herzanfall ist furchteinflößend, aber der Gedanke an einen Herzanfall in Tirana, der größten Stadt Albaniens, ist entsetzlich. Die haben da zwar die sozialisierte Medizin, aber, – behandeln die auch Kapitalisten? Und wie sagt man „Ich habe einen Herzanfall", auf toskisch? (Toskisch ist die offizielle Sprache von Albanien; siehe auch: „Wie ich in zwanzig Sprachen sage ‚Ich bin krank'".)

Aber ganz ähnliche Probleme können auch in weit fortentwickelten Ländern auftreten. In Paris werden Touristen solange nicht in ein Krankenhaus aufgenommen, bis sie einen guten französischen Akzent haben. Die Franzosen tun einfach so, als würden sie einen nicht verstehen.

Doch so gern Sie auch zu Hause bleiben würden, das klappt auf die Dauer nicht. Früher oder später wird es irgendjemand fer-

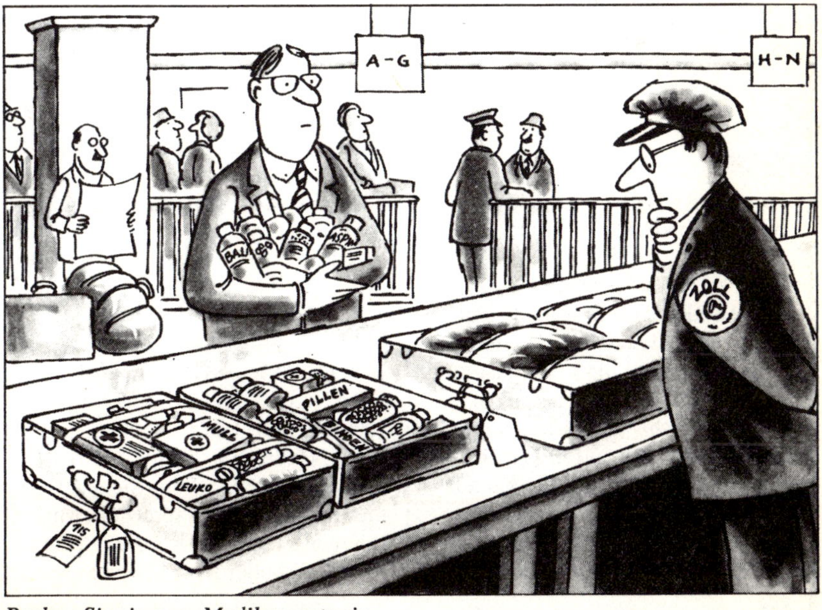

Packen Sie ein paar Medikamente ein

Krankenhäuser in fremden Ländern

Bevor Sie abreisen, sollten Sie wissen, wohin Sie geraten. Aus medizinischer Perspektive sind manche Länder noch schlimmer als andere. Hier ein kurzer geographischer und statistischer Führer:

Albanien

BEVÖLKERUNG: 2 730 000
KRANKENHAUSBETTEN (pro 100 000 Ew.): 649
ÄRZTE (pro 100 000 Ew.): 104
ANMERKUNG: Albanien wird von fanatischen Kommunisten regiert, die trotz eines kostenlosen Gesundheitswesens glauben, an allen Krankheiten seien nur die Kapitalisten schuld. Deshalb wird dort niemand krank. In Albanien gelten Hypochonder als Landesverräter.

Kanada

BEVÖLKERUNG: 23 940 000
KRANKENHAUSBETTEN (pro 100 000 Ew.): 875
ÄRZTE (pro 100 000 Ew.): 178
ANMERKUNG: In Kanada gibt es genau die gleichen Krankheiten wie in den USA, nur ihr Verlauf ist leichter. Darüber regen sich ein paar fanatische kanadische Nationalisten fürchterlich auf, und man ist dabei, einige ganz eigene „kanadische Krankheiten" zu entwickeln. Bisher ist das aber noch nicht gelungen. In der Provinz Quebec, die mit dem übrigen Kanada nichts zu tun haben will, gibt es nur französische Krankheiten. Statt Kopfweh hat man dort *„mal de tète"*, statt Halsweh *„mal de gorge"*.

China

BEVÖLKERUNG: 1 027 000 000
KRANKENHAUSBETTEN (pro 100 000 Ew.): 185
ÄRZTE (pro 100 000 Ew.): 33
ANMERKUNG: Wenn Sie in einem Reisfeld arbeiten – oder baden – können Sie sich eine Schistosomiasis holen, eine Krankheit, die von Hakenwürmern übertragen wird. Aber die schlimmste Krankheit, die Sie in China kriegen können, ist der Personenkult. Der Versuch, diese Krankheit zu vermeiden, hat zu der schrecklich einheitlichen Bekleidung geführt, die man in ganz China zu sehen bekommt. Niemand besitzt eine eigene Persönlichkeit, das ist dort absichtlich so.

Frankreich

BEVÖLKERUNG: 53 710 000
KRANKENHAUSBETTEN (pro 100 000 Ew.): 1 125
ÄRZTE (pro 100 000 Ew.): 164
ANMERKUNG: Wenn Sie nicht fließend französisch sprechen, wird Ihnen das Land viel Kopfschmerzen bereiten. Außerdem können Sie ei-

ne schlimme Arterienverkalkung bekommen, von dem Essen dort. Und wenn Sie ein Frankreich-Liebhaber sind, müssen Sie mit der dort weit verbreiteten „crise de foie" rechnen, einer Leberzirrhose, nicht zu verwechseln mit der „crise de foie gras", das ist ein Herzanfall, der häufig nach dem ständigen Genuß riesiger Mengen Gänseleberpastete auftritt.

Japan

BEVÖLKERUNG: 116 780 000
KRANKENHAUSBETTEN (pro 100 000 Ew.): 1 060
ÄRZTE (pro 100 000 Ew.): 119
ANMERKUNG: Japan lebt im Gruppen-Dynamik-Wahn und ist familien- und gruppenorientiert. Das heißt, wenn irgendjemand in Ihrer Firma eine Grippe bekommt, kriegen Sie die auch. Darum denken auch alle japanischen Hypochonder, alle anderen Leute seien auch krank. Das größte Problem in Japan ist der rohe Fisch. Er schmeckt köstlich, aber Sie können einen Bandwurm davon kriegen – und andere unerfreuliche Mitesser. Außerdem enthält japanisches Essen irre Mengen Salz, was zu Bluthochdruck führen kann. Wenn Sie auf Ihrer Japan-Reise zu große Angst vor dem Essen haben, bleiben Sie einfach in Tokio. Die Welle der chemischen Nahrungsmittel hat auch die japanischen Großstädte erreicht und Sie können sich jederzeit an einen Hamburger aus einem Schnell-Imbiß halten.

Monaco

BEVÖLKERUNG: 30 000
ANMERKUNG: Niemand wird in Monaco krank. Das würde das Image dieser Stadt zerstören.

Schweiz

BEVÖLKERUNG: 6 343 000
KRANKENHAUSBETTEN: (pro 100 000 Ew.): 1 141
ÄRZTE (pro 100 000 Ew.): 201
ANMERKUNG: Die Schweiz ist als Reiseland ein Paradies für Hypochonder. Erstmal gibt es da keine Parasiten. Das ganze Land ist geradezu pathologisch sauber. Dort gibt es Einwanderungsbestimmungen, die verbieten, daß Bakterien einreisen, – und solche Leute, von denen die Schweizer glauben, sie trügen Bakterien mit sich herum. Es gibt dort jede Menge Ärzte und Kliniken, und die sind unheimlich erfolgreich. Tatsächlich ist das größte Gesundheitsproblem der Schweiz eine Hautkrankheit, die durch den übermäßigen Genuß von Schokolade ausgelöst wird.

* Statistische Angaben aus dem „World Almanach and Book of Facts", 1982

Reisekrankheiten

Wie sage ich in 20 Sprachen: „Ich bin krank".

ALBANISCH (TOSKISCH): Une jam semur.
ARABISCH: Ana mareedh.*
CHINESISCH: Wô jué-de bù shū-fu.*
ENGLISCH: I am sick
FINNISCH: Minä olen saíras.
FRANZÖSISCH: Je suis malade.
GRIECHISCH: Eemeh ahrostoss.*
HEBRÄISCH: Ani hole.*
HOLLÄNDISCH: Roep vlug een dokter (Holen Sie schnell einen Arzt).
ITALIENISCH: Sono malato.
JAPANISCH: Watashi wa byoki desu.*
NORWEGISCH: Jed er dårlig.
POLNISCH: Jestem chory.*
PORTUGIESISCH: Estou doente.
RUSSISCH: Ja boljen.*
SERBO-KROATISCH: Ja sam bolestan.
SPANISCH: Estoy enfermo.
SUAHELI: Ni mogonjwa.
TÜRKISCH: Hastayim.*
YORUBA: ore Ni.

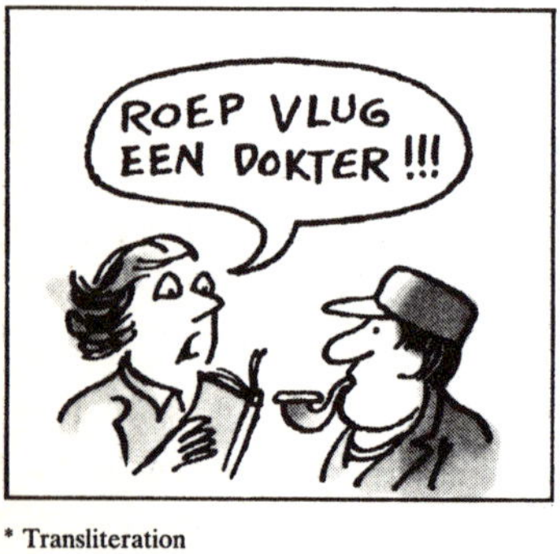

* Transliteration

tigbringen, mit Ihnen eine Reise zu machen. Und dann wird er unvermeidlich einen Urlaubsort aussuchen mit kristallklarem Wasser, einer Spitzenküche und – 438 verschiedenen Sorten von Darmparasiten!

Wenn Sie also um eine Reise einfach nicht herumkommen, nehmen Sie wenigstens ein Empfehlungsschreiben Ihres Hausarztes und eine Liste der nächsten Krankenhäuser mit! Und nun ein paar praktische Tips, wie Sie Ihre Reise wenigstens etwas sicherer gestalten können:

1. Nehmen Sie Ihre eigenen Medikamente mit. Es ist wahnsinnig schwer, auf einem japanischen Schiff den Unterschied zwischen Gurgelwasser und Abflußreiniger zu erläutern.

2. Packen Sie vor allem auch die Rezepte ein, auf denen Ihnen Ihre Medikamente verordnet wurden. Das ist nicht für die ausländischen Apotheken bestimmt, aber es hilft Ihnen beim Zoll. Ein reisender Hypochonder hat mal drei Monate in einem türkischen Gefängnis verbracht, weil man vermutete, er schmuggele Rauschgift

wegen der Riesenmenge an Pillen, die er mit sich führte. Er wurde nur deswegen freigelassen, weil man sein ewiges Wehklagen einfach nicht mehr aushalten konnte.

3. Besorgen Sie sich ein medizinisches Wörterbuch in der jeweiligen Landessprache. Die gängigen Wörterbücher enthalten meistens nicht die Übersetzung solcher Worte wie Myocardinfarkt, Hirnszintigramm oder Hämorrhoiden. Und trotz aller Vorsicht, Sie sind vor den verbreiteten Reisekrankheiten niemals ganz sicher!

Malaria

Wenn Sie in ein warmes Land reisen, nehmen Sie vorbeugend Tabletten. Es wird zwar immer behauptet, in Florida gäbe es keine Malaria. Aber es gibt dort Moskitos. Wollen Sie denen trauen?

☛ Zeichen und Symptome

Fieber. Wenn Sie auf Reisen sind und Fieber haben, dann ist das bestimmt Malaria.

✚ Erste Hilfe

Jetzt brauchen Sie Ruhe und ein Moskito-Netz. (Sie wollen doch nicht noch einmal gebissen werden!) Holen Sie sich, sobald Sie können, bei einem Arzt Medikamente. Leider gibt es inzwischen Malaria-Bakterien, die gegen Medikamente immun sind. Bleiben Sie also besser weg aus Ländern, wo es Moskitos gibt.

Seekrankheit

Sie müssen sich nicht unbedingt eines Schiffes bedienen, um seekrank zu werden. Nahezu jede Bewegung kann diese Krankheit hervorrufen, und jede Reise bedeutet Bewegung. Natürlich sind Schiffe am schlimmsten, aber man hat auch schon von Leuten gehört, denen im Auto, im Flugzeug und auf einem Kamel schlecht wurde. Wenn Sie sehr empfindlich sind, kann Ihnen schon von einer falschen Gangart schlecht werden. Dazu kommt erschwerend, daß schon die Angst vor der Seekrankheit Übelkeit auslösen kann. So wird für Hypochonder jede Bewegung zur äußersten Bedrohung,

Montezumas Rache

denn sie wissen alles über die Seekrankheit und fürchten sie deswegen zurecht.

Zeichen und Symptome

1. Ganz ähnlich wie bei einer Lebensmittelvergiftung, bloß ohne Schüttelfrost.
2. Verzweiflung. Opfer der Seekrankheit wünschen sich oft den Tod. Binden Sie sich fest am Schiff oder am Kamel an, damit Sie nicht plötzlich etwas Unüberlegtes tun!

Erste Hilfe

1. Schon beim ersten Anzeichen von Übelkeit stoppen Sie jede Bewegung. Das funktioniert gut bei kurzen Kamelritten. Bei Schiffen und Flugzeugen ist es etwas schwerer.
2. Auf längeren Reisen versuchen Sie am besten, durchzuschlafen. Wenn Sie bewußtlos werden, bevor die Seekrankheit zuschlägt, sind Sie davor sicher. Nur wer wach ist, kann seekrank werden.
3. Schließen Sie in jedem Fall auf Reisen grundsätzlich die Augen.

Montezumas Rache

Das ist die berühmteste aller Reisekrankheiten. Durchfall können Sie einfach überall kriegen, nur weil das Essen und das Wasser anders sind. Mexiko hat hier halt einen besonders schlechten Ruf.

Zeichen und Symptome

1. Gewichtsverlust.
2. Lustverlust, – vor allem am Sight-Seeing.
3. Appetitverlust.

Erste Hilfe

1. Gehen Sie nicht mehr Sight-Seeing.

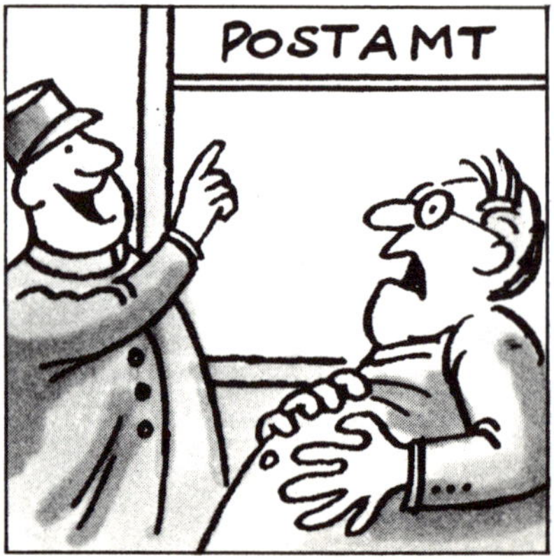

Non, je suis krank, tres krank!

2. Essen Sie nichts mehr, ehe Sie nicht das Land verlassen haben.

➔ Vorbeugen

1. Essen Sie niemals rohes Fleisch.
2. Trinken Sie nur Coca-Cola.
3. Bestellen Sie niemals die Spezialität des Hauses, wenn die Toilette nicht in Reichweite ist.

Parasiten

Überall außer in Paris, London und Bonn können Sie sich ein paar Parasiten einfangen. Lassen Sie sich nach jeder Reise untersuchen, auch wenn Sie nur in Köln waren. Sie wollen doch nicht, daß Ihr Bauch für den Rest des Lebens so eine Art Charter-Flugzeug für blinde Passagiere ist.

☛ Zeichen und Symptome

1. Gewichtsverlust.
2. Krämpfe.
3. Das Gefühl, Sie sind nicht mehr allein.
4. Das Gefühl, Sie wollen allein sein.

✚ Erste Hilfe

Speisen Sie in einem Land, das mit dem Land verfeindet ist, wo Sie sich die Parasiten gefangen haben. Wenn Sie sich in Syrien einen Hakenwurm geholt haben, dann müssen Sie Wein aus Israel trinken. Wenn Sie sich in Rußland angesteckt haben, gehen Sie in ein chinesisches Restaurant. Wenn die Parasiten aus den USA stammen, tut es jedes andere Land.

Im Freien

Es bleibt immer ein Abenteuer, die sichere Geborgenheit der medizinischen Technik zu verlassen. Als Hypochonder sollten Sie es sich zweimal überlegen, bevor Sie auch nur den Versuch machen, ins Freie zu gehen. Da locken zwar die grünen Bergwiesen, die lieblichen Bäche, der Strand und das Meer. Aber dort lauern auch die Gefahren.

Im Freien bedrohen uns eine Unzahl neuer medizinisch-relevanter Gefahren, – zum Beispiel die Sonne. Inzwischen ist es so allgemein bekannt, daß die Sonne gefährlich ist, daß sogar die Zeitschrift „Vogue" das Sonnenbaden für gefährlich erklärt hat (allerdings nicht für so gefährlich, wie bleich zu sein). Es sind die Pflanzen, nicht die Menschen, die dazu geschaffen wurden, in der Sonne herumzuliegen. Wenn Sie die Photosynthese nicht beherrschen, sollten Sie im Schatten bleiben. Die direkte Sonneneinstrahlung bewirkt beim Menschen Hautkrebs, Sonnenbrand, Vitamin-D-Vergiftung und Bräune. Die letztere mag vielleicht harmlos erscheinen, aber auch sie hat ihre negativen Seiten. Nichts kann so leicht über eine Gelbsucht hinwegtäuschen wie die Sonnenbräune.

Was alles nicht heißen soll, daß Sie sich schlechtes Wetter aussuchen sollen. Dann entsteht nämlich die große Gefahr, daß Sie erfrieren.

Noch bedrohlicher wäre eine Unterkühlung. Sie können sich eine gefährliche Unterkühlung zuziehen, ohne eine Frostbeule zu haben.

Die Sonne

Ein weiteres Problem mit der freien Natur ist, daß sie nur so wimmelt von anderen Lebewesen. Da gibt es Giftpflanzen, stechende Insekten und Schlangen.

Es ist eine traurige Wahrheit, daß alle die Pflanzen und Tiere, die man nicht in Butter gebräunt verspeisen kann, dazu da sind, den Menschen zu peinigen. Wenn die Sie nicht auffressen oder Sie beißen oder einem Ausschlag verursachen, übertragen sie höchstwahrscheinlich eine tödliche Krankheit.

Trauen Sie sich nur ins Freie, wenn es unbedingt sein muß. Sie werden nur zu bald herausfinden, warum der Mensch das Zuhause erfunden hat.

Die Sonne

Wenn Ihr Körper so empfindlich ist, daß es leicht möglich ist, Sie mit einem Schweißbrenner zu rösten, bekommen Sie bestimmt auch bei weniger intensiver Bestrahlung schnell eine rosarote Hautfarbe, und Ihre Haut wird zu schmerzen beginnen. Lassen Sie

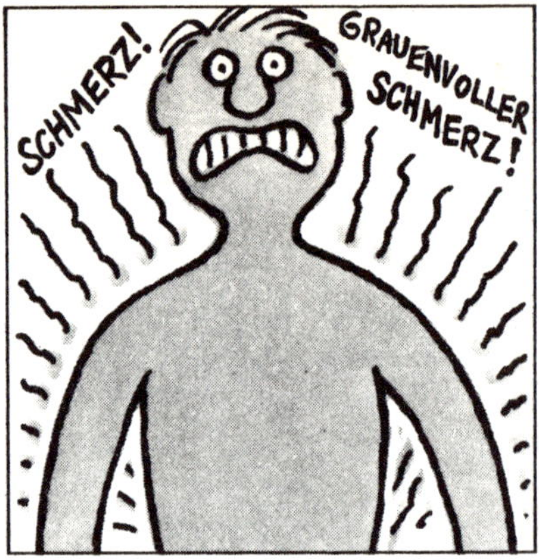

Hypochonder werden nicht braun, sie verbrennen

sich von niemandem einreden, daß Sie unverschämt gesund aussehen. Und erholt fühlen Sie sich sowieso nicht. Die Sonne ist nichts anderes als ein großer Schweißbrenner am Himmel, und ein Sonnenbrand ist genau das, was das Wort aussagt, eine Verbrennung.

Unglücklicherweise wird in unserer Gesellschaft Sonne mit Strand in Verbindung gebracht und Strand mit Sex (und leeren Bierdosen). Folglich trägt man am Strand eine recht sparsame Bekleidung. Sparsame Bekleidung gilt bekanntlich als erprobte Methode, Mitglieder des anderen Geschlechts anzulocken (vorausgesetzt, Sie besitzen Dosenbier). In unserer modernen Welt klappt das trotzdem nur, wenn Sie braun sind. Warum verbrannte Leute für

* Nehmen Sie grundsätzlich Ihr Schlangenserum mit, wenn Sie irgendwo herumlaufen, wo keine Gehsteige sind. Auch wenn Sie von einer sogenannten ungiftigen Schlange gebissen werden, benutzen Sie das Schlangenserum. Woher sollten Sie wissen, um was für eine Schlange es sich gehandelt hat? Und welche Schlange sieht nicht giftig aus?

Die Sonne

sexy gehalten werden, ist bisher nicht bekannt. Aber Millionen von Menschen, die auf sexuelle Abenteuer aus sind, sind auch auf Bräune aus. Meistens kriegen sie lediglich einen Sonnenbrand (und vermutlich Krebs vom Dosenbier).

☛ Zeichen und Symptome

1. *„Englisch“*. Eine rote, heiße Haut und eine Abscheu davor, Kleider zu tragen, die keinerlei Zusammenhang mit sexuellen Wunschvorstellungen haben.
2. *„Halb durch“*. Blutrote Haut, großer Schmerz und der feste Entschluß, nichts und niemanden Ihren Körper berühren zu lassen, ganz gleich wo und wie attraktiv der andere auch sein mag. Geheimer Wunsch, Tod durch Erfrieren zu erleiden.
3. *„Durchgebraten“*. Dunkelrote Haut, Schüttelfrost und Fieber, das vom Delirium ins Koma übergeht. Keinerlei wie auch immer geartete Wünsche mehr.

✘ Ursachen

Es ist geradezu albern, die Schuld am Sonnenbrand der Sonne zuzuweisen. Das ist die gleiche verklemmte Logik, die Schuld an einem Mord der Pistole zuzuschieben. Der Fall liegt hier sogar noch klarer, weil man zwar den Besitz von Waffen, nicht aber das Aufgehen der Sonne verbieten kann. Der Mensch verursacht den Sonnenbrand, und zwar gewöhnlich seinen eigenen, indem er in der Regel zu lange in der Sonne herumliegt. Es gibt sogar einige ganz traurige Fälle, wo Leute ihren Sonnenbrand in einem Solarium unter künstlichen Strahlen bekommen haben. Wer in ein Solarium geht, verdient geradezu einen Sonnenbrand.

➔ Vorbeugen

1. Suchen Sie nach Liebe, nicht nach Sex. Finden Sie jemanden, der Sie liebt, auch wenn Ihre Haut so weiß wie ein Fischbauch ist. Zum einen fühlen Sie sich dabei wohler, zum anderen halten solche Beziehungen meist länger.
2. Wenn Sie doch diesen gräßlichen Träumen nachjagen

Die Sonne

und braun werden müssen, schmieren Sie sich mit Sonnencreme ein. Aber benutzen Sie künstliche Sonnenbräune, kein Sonnenöl. Hypochonder verbrennen, aber sie werden niemals braun. Sie können ja jemanden anders bitten, die künstliche Bräunungscreme aufzutragen. Wenn Sie aber Angst haben, derjenige könnte Sie schief ansehen, wenn er Ihren bleichen Körper sieht, lassen Sie es. Solche Blicke können schwerste Depressionen auslösen.

3. Sonnenschirme. Wer unter einem Sonnenschirm sitzt, wird nicht in einen Sexclub eingeladen. Aber so schlimm ist das gar nicht. Sie werden vielleicht jemanden anlocken, der gerne über Kopfweh oder Herzfehler diskutiert. Gemeinsame Interessen sind wichtiger als ein schöner Körper oder eine Sexorgie.

4. Kleiden Sie sich wie ein Araber. Leute, die in der Wüste leben, sind nicht blöd. Sie wissen genau, daß die Sonne ihr Feind ist und bedecken jeden Zentimeter ihrer Haut. (Und sie praktizieren die Polygamie!!!) Das schützt Sie nicht nur vor einem Sonnenbrand, die Leute werden außerdem denken, Sie seien ein reicher Ölscheich und werden sich darum reißen, mit Ihnen zu schlafen, egal wie Sie aussehen.

Erste Hilfe

Wenn Sie mit Gewalt versuchen wollen, goldbraun und schön zu werden, und es geht schief, pflegen Sie sich auf folgende Weise:

1. Bei leichten Verbrennungen: Suchen Sie einen Raum mit Klimaanlage auf. Tra-

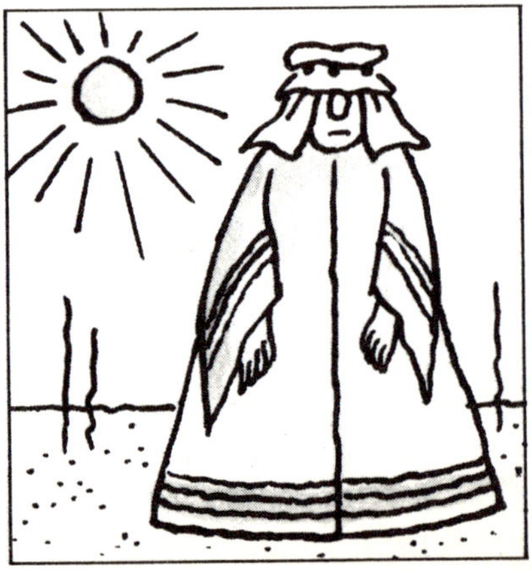

Sonnenschutz für Hypochonder

Unterkühlung

gen Sie Kleider aus Seide. Trinken Sie Gin-Tonic. Gestehen Sie sich endlich ein, daß Sie niemals braun werden und daß der Strand nichts für Sie ist.

2. Bei mittleren Verbrennungen: Bleiben Sie möglichst nackt, wo immer es geht. Zerstoßen Sie Eis zu einem feinen Puder und streuen Sie es auf Ihren Körper. Kühlen Sie sich ab, bis der Schmerz nachläßt oder die Unterkühlung droht.

3. Schwere Verbrennungen: Suchen Sie ein Schwerverbrannten-Zentrum aus. Verlangen Sie Morphium und eine Hauttransplantation.

Unterkühlung

Kälte ist genauso gefährlich wie Sonne. Jedes Kind weiß, daß man erfrieren oder an einer Erkältung sterben kann. Die Gefahren einer Unterkühlung sind nicht so offensichtlich.

Unterkühlung heißt, daß aus unserem Körper ganz langsam und unmerklich Wärme entweicht. Es entsteht in uns ein Ge-

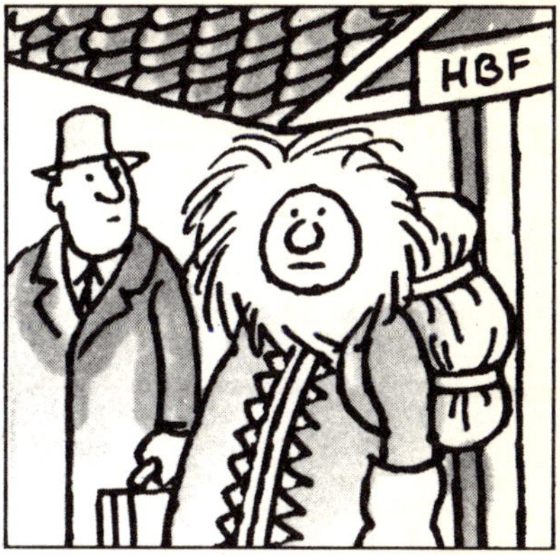

Schützen Sie sich vor Unterkühlung

fühl ähnlich dem, das Sie beherrscht, wenn das Finanzamt eine Steuerprüfung ankündigt. Zum Glück sind klimatisch bedingte Unterkühlungen häufiger und leichter zu bekämpfen. Ohne sofort zu erfrieren, ja ohne daß wir kalte Füße bekommen, können wir auch durch Unterkühlung lebensgefährlich krank werden und sterben.

☛ Zeichen und Symptome

Das Gefährliche bei Unterkühlung liegt in der Blödheit der Symptome, was dazu führen kann, daß sie nicht ernst genommen werden. Das darf Ihnen nicht passieren! Die Symptome sind:

Unterkühlung

1. Schwindelgefühl.
2. Verwirrtheit.
3. Stolpern.
4. Heiterkeit.

Diese frühen Anzeichen sind täuschend. Bei einer Silvester-Party mit offenen Fenstern könnten Sie die alle durchmachen. Das eröffnet die wahrhaft grauenhafte Perspektive, daß Sie tödlich erkrankt sind, während Sie meinen, eine tolle Zeit zu verbringen. Zum Glück erhärten die Anzeichen die Diagnose besser, als die irreführenden Anfangssymptome:

1. Koma
2. Tod.

✖ Ursachen

Gebirgswanderungen mit unzulänglicher Kleidung führen am häufigsten zur Unterkühlung. Aber Sie können sich beinahe überall unterkühlen, daher nennen wir Ihnen ein paar typische Situationen, vor denen Sie sich hüten müssen:

1. Bus- und Straßenbahnhaltestellen. Aus den USA wird berichtet, daß im letzten Jahr allein in New York, New Jersey und Connecticut 3 648 Pendler in eine Klinik aufgenommen werden mußten, weil sie sich verkühlt hatten, während sie auf einen verspäteten Bus warteten und in der Kälte herumstanden. Über die Verspätung von Bahnen und Bussen in deutschen Großstädten gibt es kein statistisches Material, vermutlich liegen die Zahlen vergleichsweise noch höher. Nahrhafte Speisen können eine Unterkühlung verhindern. Sollten Sie in einer Gegend mit kaltem Klima wohnen und auf öffentliche Verkehrsmittel angewiesen sein, nehmen Sie immer einen Rucksack voll Schokolade, tiefgefrorene Menüs und einen Spirituskocher mit.
2. Klima-Anlagen im Kino. Sollten Sie mal im August in einen schlechten Film gehen, dann kann die Klima-Anlage, die 400 Leute kalt machen soll, Sie als einzigen Besucher tödlich auskühlen.

Unterkühlung

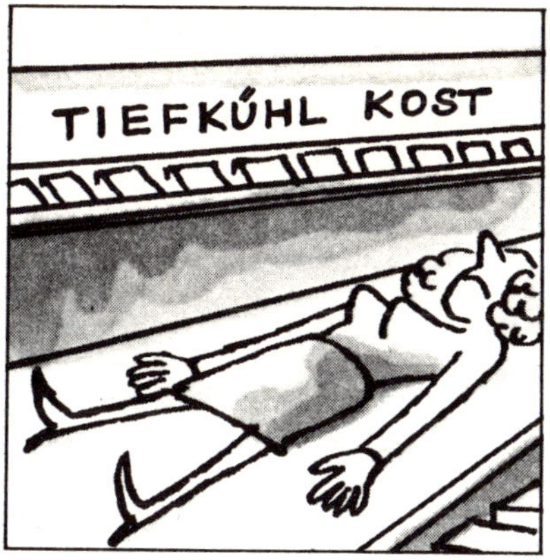

Gehen Sie nie allein zum Einkaufen

Nehmen Sie immer einen dicken Pullover und Ihren Rucksack mit.

3. Klima-Anlagen im Supermarkt. Im Supermarkt sind schon viele Leute in die Tiefkühltruhen gefallen, zwischen Fleisch und Milchprodukte. Kaufen Sie lieber im Tante-Emma-Laden ein. Die sind zwar teurer, aber Geld, das für die Gesundheit verwandt wird, ist nie aus dem Fenster geworfen. Wenn Sie auf den Supermarkt angewiesen sind, gehen Sie wenigstens nicht allein hin – und vergessen Sie Pullover und Rucksack nicht.

4. Der gesamte Wintersport – mit Ausnahme des sogenannten ,,Bündlings", der früher im englischen Wales und im amerikanischen Neu-England verbreiteten Sitte, Verlobte angekleidet in das gleiche Bett zu legen. Niemand, der seine Gesundheit im Auge hat, spielt im Schnee herum. Das ist ja das Tolle an der Erfindung des Feuers. Man muß nicht mehr im Kalten bleiben. Heutzutage gibt es Leute, die es gern haben, wenn ihnen kalt wird, weil sie auf Propagandafilme übers Skilaufen hereingefallen sind, die den Eindruck zu erwekken versuchen, als fühlten sich die Darsteller wohl. Denken Sie daran, kaum ein Film sagt etwas darüber aus, wie kalt es bei Außenaufnahmen gewesen ist. Bündling dagegen ist ein hervorragender Wintersport. Bei diesem alten Brauch schlüpft man wie gesagt mit einem Partner vom anderen Geschlecht unter einen Haufen Wolldecken; dazu braucht es kein Bett, das kann auch in Heustadln geschehen. Beide Seiten tra-

Pflanzen

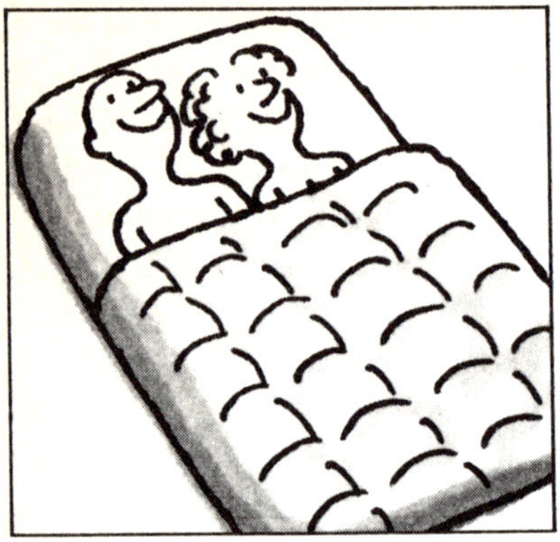

Erste Hilfe bei Unterkühlungen

gen vollständige Bekleidung, jedenfalls zu Beginn. Ein Fall von Unterkühlung beim Bündling ist bisher nicht bekannt geworden.

Erste Hilfe

Die Erste Hilfe bei Unterkühlung stellt so eine Art ausgleichende Gerechtigkeit dar. In Anbetracht der Tatsache, daß Sie sich stets und überall unterkühlen können, wären aufwendige Hilfsmaßnahmen lästig. Sie würden hin- und hergerissen zwischen der Angst vor der Krankheit und dem Grauen vor den Hilfsmaßnahmen. Die Erste Hilfe bei Unterkühlung ist stets willkommen. Es hat viel Ähnlichkeit mit dem Bündling, und Sie können immer damit beginnen, gleich auf der Silvester-Party oder sonstwann, selbst wenn Sie noch gar nicht so richtig herumkränkeln.

1. Ziehen Sie sich nackt aus.
2. Ziehen Sie jemand anderen nackt aus.
3. Kriechen Sie gemeinsam in einen Schlafsack oder unter einen Berg Wolldecken.

Pflanzen

Pflanzen sind heimtückisch. Sie sehen so harmlos aus. Aber sie sind es nicht. Natürlich würden Sie niemals eine Pflanze essen, die im Freien wächst. Aber es könnte ja sein, daß Sie mit einer in Berührung kommen. Und wie oft und bei wievielen Pflanzen führt das zu Hautausschlag! Lernen Sie, giftige Pflanzen zu identifizieren! Erst wenn Sie sie kennen, können Sie sie meiden.

Giftiger Wilder Wein. Verursacht eine Art Krätze, wenn Sie ihn berühren. Hat grüne Blätter, durchscheinend oder glanzlos, glatt oder gezackt. Gewöhnlich klein, kommt aber auch in Buschform vor oder als Kletterpflanze.

Pflanzen

Giftige Eiche. Führt zu Ausschlag wie Giftiger Wilder Wein. Hat grüne Blätter. Manchmal ein Strauch, sieht auch wie ein Baum aus.

Giftiger Färberbaum. Verursacht ebenfalls bösen Ausschlag. Hat auch grüne Blätter.

Anzeichen und Symptome bei Berührung von giftiger Weinrebe, der Eiche und des Färberbaums

1. Jucken. Schreckliches, unerträgliches Jucken.
2. Ein roter, höckriger Ausschlag.

✚ Erste Hilfe

Beim Auftreten obiger Anzeichen:

1. Kratzen Sie sich! Der Ratschlag, sich bei einem unerträglichen Jucken nicht zu kratzen, ist verrückt. Das könnte keiner überleben. Aber man möchte den Ausschlag natürlich am liebsten auch nicht an die Finger bekommen. Kaufen Sie sich also ein Frottierhandtuch mit dicken Noppen. Zerschneiden Sie es in kleine Stückchen. Reiben Sie die befallenen Stellen Ihres Körpers mit diesen Stücken in kreisender Bewegung, dann verbrennen Sie sie im Kamin.
2. Singen Sie Shanties oder Volkslieder. Das ist die beste Methode, nicht ständig an die juckenden Stellen denken zu müssen.
3. Denken Sie daran, auf keinen Fall andere Leute zu berühren. Darüber hinaus sollten Sie sexuelle Aktivitäten für die Dauer des Ausschlags meiden.

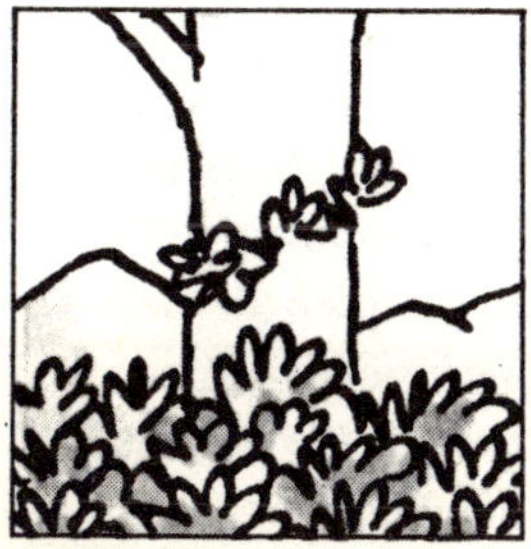

Giftige Erle

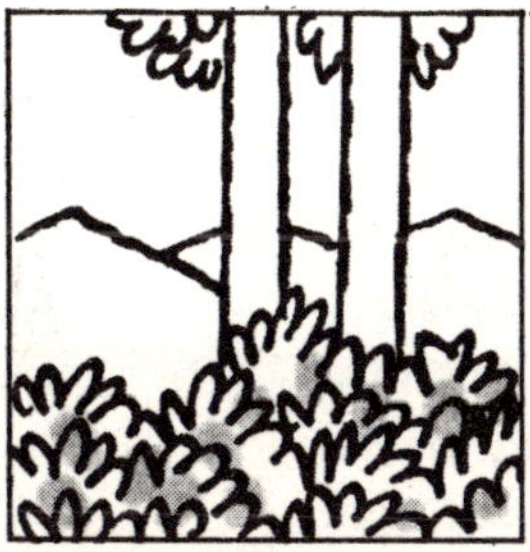

Giftige Lärche

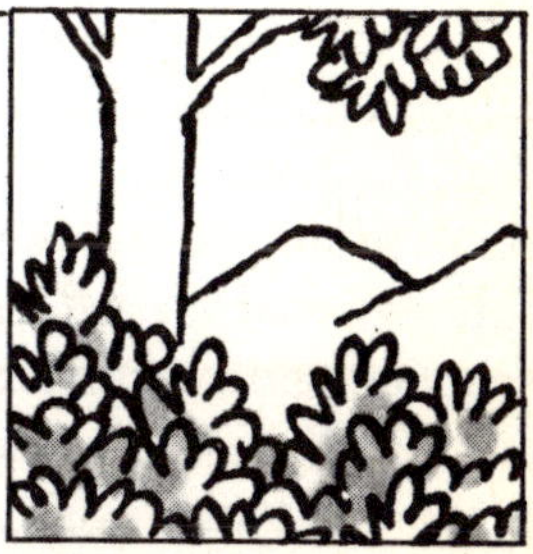

Giftige Linde

Insekten

Insekten

Die Ökologen behaupten, jedes Lebewesen habe seinen bestimmten Platz im Netzwerk der Schöpfung. Und jeder Organismus habe seine Bestimmung. Die Bestimmung der Insekten besteht darin, den Menschen zu quälen und krank zu machen. Käfer stechen und beißen nicht nur, sie übertragen auch noch Krankheiten. Einige Insekten, die man meiden muß, und die Krankheiten, die sie verursachen:

Bienen

Ganz im Gegensatz zur weit verbreiteten Meinung regt Sanftmut die Bienen erst richtig auf. Und das gilt erst recht für Hornissen und Wespen. Wenn eine Biene in Ihre Nähe kommt, bleiben Sie nicht ruhig sitzen und warten, bis sie wieder abhaut, wie Ihre Mutter es Ihnen beigebracht hat. Das macht die Biene nämlich wütend. Auf die Art können Sie sicher sein, gestochen zu werden. Sie sollten vielmehr nach ihr schlagen, schreien und wegrennen. Sie müssen der Biene klarmachen, wieviel größer und stärker Sie sind, und daß es Sie nur ein müdes Lächeln

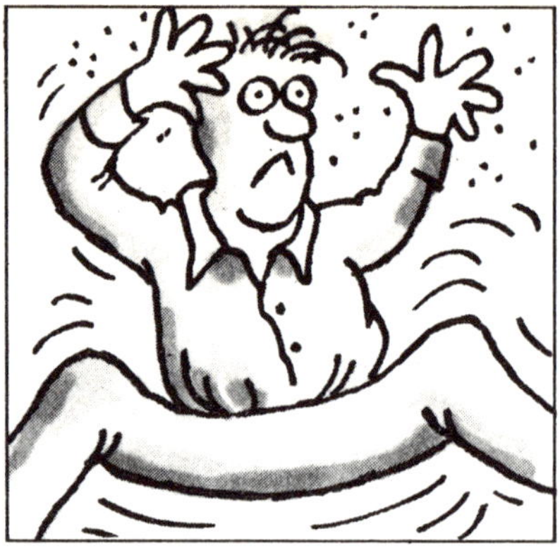

Beeindrucken Sie Bienen durch Ihre Kraft und Größe

kosten würde, sie umzubringen, wenn es Ihnen gelingen würde, sie zu fangen und festzuhalten, ohne gestochen zu werden.

● Krankheiten

Allergien. Bienen können Sie umbringen, wenn Sie allergisch gegen sie sind. Und Sie sollten immer von der Annahme ausgehen, daß Sie allergisch gegen sie sind. Und selbst wenn Sie schon einmal von einer Biene gestochen worden sind und nicht unter extremen Schwellungen und Schmerzen leiden mußten, können Sie sich nicht ganz sicher fühlen: Allergien wechseln schnell, und beim nächsten Stich finden Sie sich womöglich im

Insekten

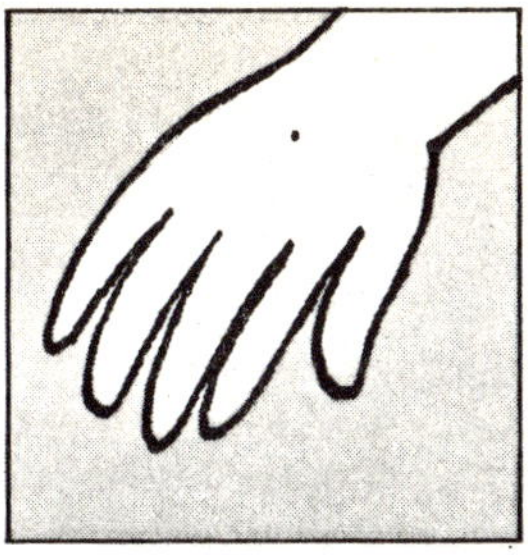

Moskito-Stich

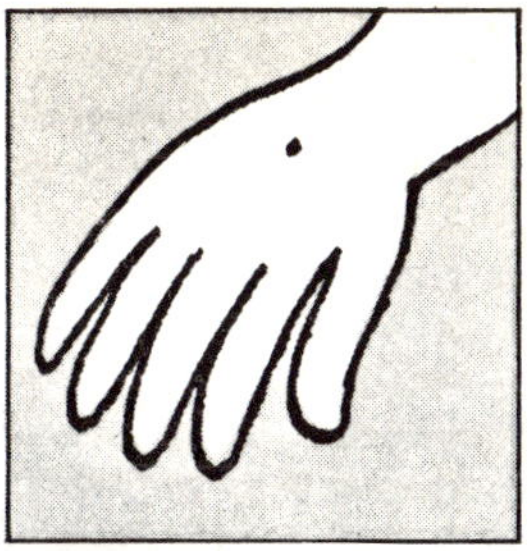

Bienenstich

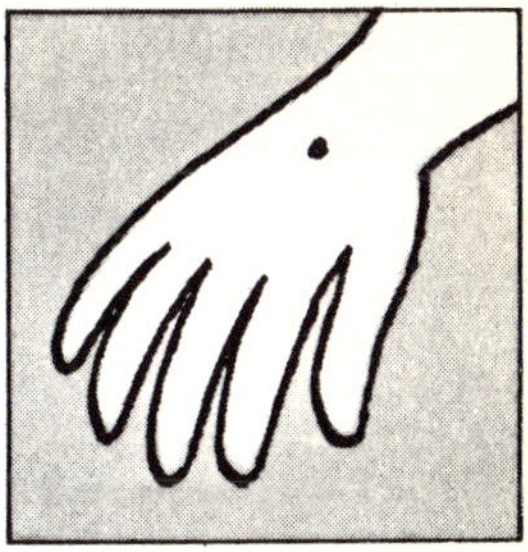

Hornissenstich

allergischen Schock wieder, unfähig, zu atmen, und der Stich schwillt auf die Größe eines Fußballes an. Tragen Sie daher immer ein Gegengift bei sich und benutzen Sie es ständig. Nehmen Sie die Pillen und geben Sie sich unverzüglich die lebensrettende Spritze.

Moskitos

Stechmücken geben, genau wie manche Hypochonder, ein hohes wimmerndes Geräusch von sich. Aber nur die weiblichen Moskitos stechen. Anders als Bienen stechen sie Menschen nicht aus emotionalen Gründen. Ihr einziges Interesse ist es, unser Blut zu saugen. Wir stehen auf ihrer Speisekarte, sind also kein Feind. Infolgedessen können Sie Ihre Gewohnheiten ändern, so oft sie wollen, das hält die Moskitos nicht von Ihnen ab.

● Krankheiten

Malaria. War eine Zeitlang in Europa verbreitet. Kann jederzeit wieder auftreten.

Gehirnentzündung. Sie kann schreckliche Hirnschäden nach sich ziehen, von Persönlichkeitsveränderungen bis zum Schwachsinn. Wenn Sie nach einem Moskitostich das Gefühl haben, Sie seien unsicher und verwirrt, gehen Sie sofort zum Arzt.

Zecken

Zecken sind beängstigende kleine Käfer, die sich in andere Lebewesen hineinbohren (inklusive Menschen) und ihr Blut saugen, wobei sie bis zur Größe einer Erbse oder stärker aufschwellen.

Insekten

Krankheiten

Das rote Fleckfieber. Ein kleiner Organismus namens Rickettsie, ungefähr in der Mitte zwischen Virus und Bakterie, verursacht diese schreckliche Krankheit – und übertragen wird er von Zecken.

Zecken-Meningitis. Diese Krankheit ist noch viel schlimmer. Die Haut, die Sie um Ihr Gehirn herum haben, schwillt an, wird rot und pellt sich ab, ungefähr wie ein Apfel, der in den Backofen gelegt wird. Das Unangenehme ist, daß man das von außen nicht sieht. Sie können also nach jedem Zeckenbiß einen Bratapfel zubereiten, und sich so besser vorstellen, wie es in Ihrem Inneren aussehen könnte. Essen Sie den Bratapfel jedoch besser nicht, er könnte Würmer enthalten, die von Zecken gebissen worden sind, und Sie könnten sich eine Zecken-Meningitis holen.
(Siehe oben.)

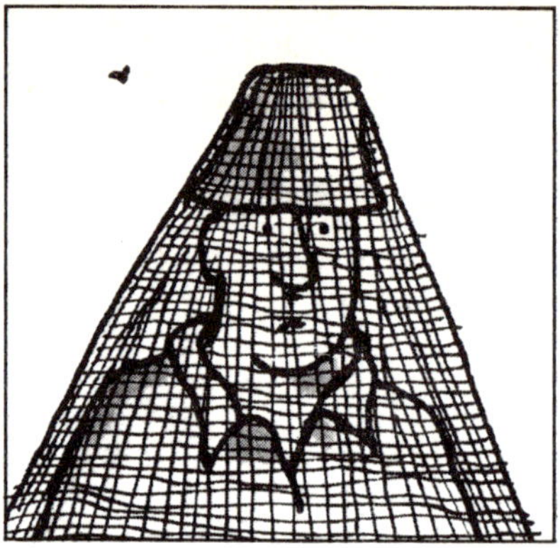

Mensch gegen Fliege

Schwarze Fliegen

Diese kleinen Beißfliegen treten im Sommer in Scharen auf, vor allem in nördlichen Ländern. Sie hinterlassen dort, wo sie zubeißen, große Beulen.

Krankheiten

Tod. Schwärme von schwarzen Fliegen haben schon große Säugetiere umgebracht. Menschen gehören auch zu den Säugetieren. Wenn Sie in einem Land sind, wo es schwarze Fliegen gibt, schützen Sie Ihren ganzen Körper mit einem feinmaschigen Netz, bevor Sie ins Freie gehen.

Gemütskrankheiten

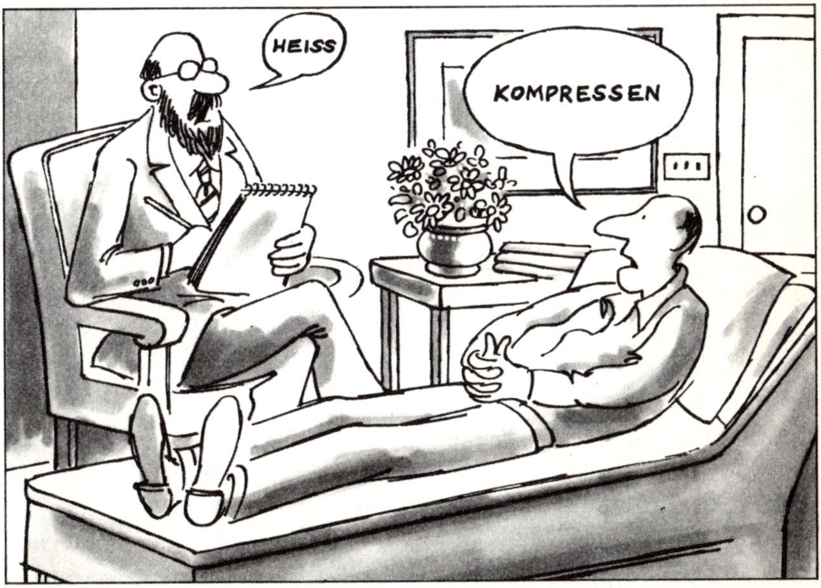

Sagen Sie einfach, was Ihnen einfällt

Alle Hypochonder gehören auf die Couch, zum Psychoanalytiker, müssen sich die Seele gesund reden. Das soll nicht heißen, daß Hypochondrie eine Krankheit ist. Ganz im Gegenteil, Hypochonder sind sich lediglich ständig bewußt, wie feindlich ihre Umwelt ist, mit

Gemütskrankheiten

all den Viren und Giften. Natürlich können Sie gelegentlich einen Hitzepickel für Hautkrebs und einen Versprecher für einen Schlaganfall halten. Aber das muß nicht bedeuten, daß Sie nicht ganz richtig im Kopf sind.

Die Analyse ist für Sie deshalb so wichtig, weil ein Hypochonder jemanden braucht, bei dem er sich aussprechen kann. Freunde oder Verwandte werden so leicht Ihr Lieblingsthema, die Krankheit, leid und lassen Sie da völlig im Stich. Dann bleibt Ihnen nichts anderes mehr übrig, als jemanden dafür zu bezahlen, daß er Ihnen zuhört.

Am besten eignen sich hier die klassischen Freudianer, weil die beim Analysieren nicht ewig dazwischenreden. Dafür können Sie so ziemlich alles sagen, was Ihnen in den Kopf kommt. Es wird sogar von Ihnen erwartet, daß Sie das tun. Wenn Sie jetzt nur über Krankheiten reden, ist das ein Problem des Analytikers.

Lassen Sie Ihre Finger aber von den Anhängern der Urschreimethode, der Hypnose oder der Tiefenpsychologie. Sie wollen schließlich weder sinnlos herumschreien noch schlafen. Und bei denen kommen Sie nie richtig zu Wort. Verhaltenstherapeuten könnten Ihnen gelegentlich hier und da ein Wort gestatten, aber meistens reden sie nur selber. Am besten ist es, keinem Menschen zuzuhören, – es sei denn, er ist Schauspieler.

Das einzige Hindernis bei der Analyse ist, daß sie in Ihnen einen großen Hunger nach medizinischen Informationen auslösen kann. Dann fangen Sie natürlich an, Freud zu lesen und ein bißchen bei Adler und Jung herumzuschmökern. Und da entdecken Sie dann eine Reihe von Geisteskrankheiten, von denen Sie prompt annehmen, daß Sie sie bei sich selber wiederfinden. Jetzt haben Sie endlich einen weiteren Grund, mit Ihrem Analytiker zu sprechen.

Wenn Sie bei sich zum Beispiel eine paranoide Schizophrenie entdeckt zu haben glauben, sagen Sie ihm das freimütig. Ihr Arzt wird Ihnen Medikamente dagegen geben. Tut er das nicht, sind Sie kein richtiger Paranoiker – oder er ist kein richtiger Arzt.

Es kann Ihnen natürlich mal passieren, daß Sie mitten im August bei sich eine Geisteskrankheit vermuten, wenn Ihr Analytiker im Urlaub ist. Jetzt müssen Sie zur Selbstdiagnose und zur Ersten Hilfe greifen. Aber trösten Sie

Depression

sich: Wenn schon Ihr Analytiker bei der Diagnose solcher Krankheiten seine Probleme hat, dann brauchen Sie nicht enttäuscht zu sein, wenn Sie nicht herausfinden, warum es Ihnen so dreckig geht.

Depression

Die Depression ist das verbreitetste Gemütsproblem in Deutschland. Dabei ist es meist nicht einmal eine richtige Krankheit. Doch gibt es unzählige Gründe, sich indisponiert und verzweifelt zu fühlen. Einige davon sind: Der Atomkrieg, die Inflation, das Nahostproblem, die Wiedervereinigung. Andere sind das Altwerden, das Sterben und die Punker, oder der Satz: „Laß uns einen Kompromiß schließen!“ Warum sollten Sie eigentlich nicht deprimiert sein?

Nur wenn alles im Leben super läuft, ist die Depression ein Zeichen für eine Gemütskrankheit. Wenn Sie deprimiert sind, können Sie mit Hilfe dieses ganz einfachen, kurzen Tests feststellen, ob Sie verrückt sind oder nicht:

1. Sind Sie glücklich am Arbeitsplatz?

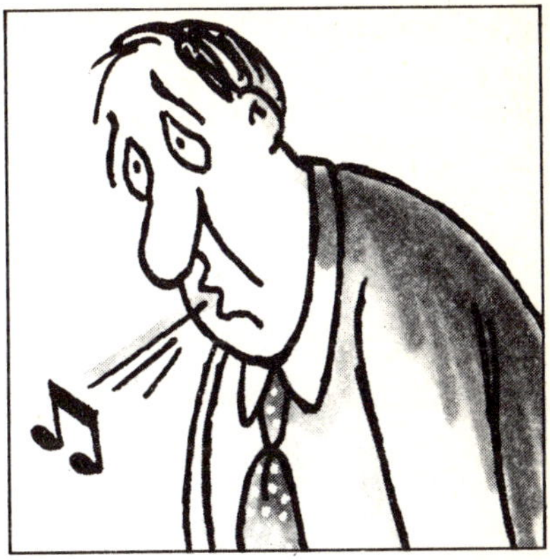

Pfeifen Sie ein fröhliches Liedchen

2. Haben Sie Glück in der Liebe?
3. Haben Sie genug Geld?

Wenn Sie auf alle drei Fragen mit Ja antworten müssen, ist mit Ihnen ernstlich etwas nicht in Ordnung, ob Sie nun deprimiert sind oder nicht. Wenn Sie alle drei Fragen mit Nein beantworten müssen, haben Sie allen Grund, deprimiert zu sein.

☛ Zeichen und Symptome

1. Sie sind unglücklich.
2. Schokolade ist Ihnen gleichgültig.
3. Sie sind voller Lethargie, ähnlich wie bei den Symptomen der Leukämie.

Schizophrenie

Erste Hilfe

1. Pfeifen Sie ein fröhliches Liedchen.
2. Essen Sie. Irgend etwas.
3. Lassen Sie sich von mindestens fünf verschiedenen Ärzten auf Leukämie untersuchen. Das lenkt Sie ab und läßt Sie die Depression leicht vergessen.

Manisch-depressives-Irresein

Während Depression kein Grund für große Besorgnis ist, dann umso mehr die manische Phase. Ausbrüche massiver Heiterkeit und Anfälle hohen Glücksgefühls sind nicht normal. Sie lassen nämlich Ihre tägliche Unzufriedenheit gleich wie einen schweren klinischen Fall von Depression erscheinen.

Glücklichsein ist höchst gefährlich für Menschen, die im allgemeinen eine schlechte Gesundheit besitzen. Wenn Sie sich plötzlich sauwohl fühlen, müssen Sie ein schweres Gemütsleiden bei sich vermuten.

Zeichen und Symptome

1. Heftiges Glücksgefühl.
2. Mangel an Interesse für Krankheiten.
3. Überwältigender Optimismus.

Erste Hilfe

Das Wichtigste ist, daß Sie diese Zustände nicht chronisch werden lassen. Sie wollen doch nicht zu den Leuten gehören, die vor dem Frühstück singen und Witze machen. Lesen Sie eine medizinische Zeitschrift. Das bringt Sie auf den Boden der Realität zurück.

Schizophrenie

Schizophrenie ist der Krebs unter den Gemütskrankheiten. Schizophrene verlieren jeden Sinn für Realität, verstehen bestimmte Begriffe nicht und wissen nicht, wie sie ihre Haare tragen sollen. Von der Schizophrenie werden meist die jüngeren Menschen befallen, vielleicht, weil ältere Menschen zu deprimiert sind und sich eine derartig anstrengende Krankheit nicht leisten können.

Schizophrenie

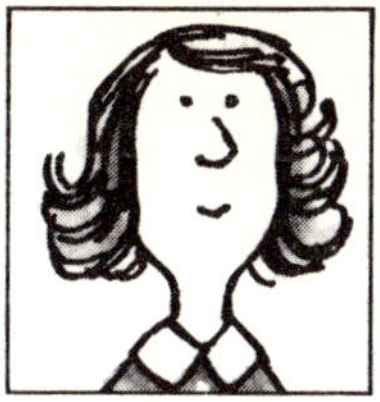
Normales Haar

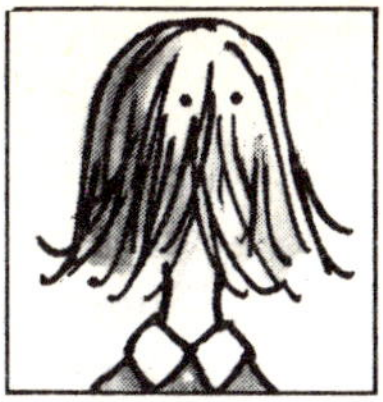
Schizophrenes Haar

Zeichen und Symptome

1. Das Gefühl, der Kaiser der Welt, König Ludwig II. oder der evangelische Papst zu sein.

2. Schlechter Geschmack beim Anziehen. Das heißt nicht, daß die Hemden, die Sie tragen, zu lang sind, typisch aber ist, wenn Sie Plastiktüten oder Zeitungspapier als Hut und Pappkartons als Schuhe tragen.

3. Sie unterhalten sich mit toten Gegenständen.

4. Tote Gegenstände unterhalten sich mit Ihnen.

Erste Hilfe

1. Bringen Sie heraus, ob auch andere Menschen Sie für den Kaiser der Welt oder den evangelischen Papst halten. (Schließlich hielt sich Napoleon auch für Napoleon.)

2. Sprechen Sie mit keinem Gegenstand, mit dem nicht auch andere gesunde Menschen vor Ihren Augen gesprochen haben. Zum Beispiel redet jeder mit roten Ampeln, aber kein Mensch mit Kurven. Wenn die Sie ansprechen, antworten Sie einfach nicht.

3. Nehmen Sie ein Bad.
Der heilende Wert der Körperhygiene kann gar nicht hoch genug eingeschätzt werden. Unsere Mitmenschen können über das unmöglichste Benehmen hinwegsehen, wenn wir uns oft genug waschen und einen lieblichen Atem haben.

4. Wenn Sie sich ernsthafte Sorgen machen, Sie könnten sich die Schizophrenie zugezogen haben und Ihr Analytiker ist in Urlaub, dann setzen Sie sich hin und schreiben alles auf, was Sie mit normalen Menschen gemeinsam haben. Schreiben Sie alles auf über Ihren Beruf, Ihre Freunde, Ihren Liebhaber, Ihre Hobbys und Ihre glücklichen Momente. Im Nu ist die Ferienzeit vorbei.

Gespaltene Persönlichkeit

5. Wenn Sie keine Arbeit, keine Freunde, keinen Liebhaber, keine Hobbys und keine fröhlichen Momente kennen, dann können Sie sicher sein, ein ernsthaftes Problem zu haben. So etwas kriegen Sie nicht mit einer sauberen Rasur oder einem Haarschnitt weg. Besorgen Sie sich die Adresse des Vertreters Ihres Analytikers und machen Sie sofort einen Termin mit ihm aus.

Eine gespaltene Persönlichkeit

Sie werden sich vielleicht gelegentlich fragen, was Sie dazu gebracht hat, plötzlich einen krebsfördernden Hamburger zu essen oder zur Arbeit zu gehen, obwohl Sie morgens geniest haben. Was hat Sie um Gottes Willen dazu gebracht, Ihrem Arzt zu sagen, es ginge Ihnen gut? Jetzt könnten Sie in Versuchung geraten, das einfach damit abzutun und zu sagen: „Ich war heute morgen nicht ganz ich selbst!" Hören Sie auf, so zu denken und fragen Sie sich: „Wer war ich dann?"

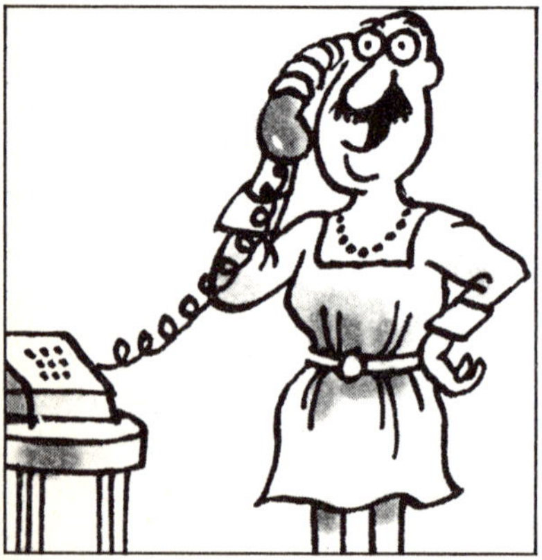

„Hier gibt's keine Mathilde. Oder doch?"

☛ Zeichen und Symptome

1. Finden Sie leere Milchflaschen im Kühlschrank und fragen Sie sich, wer die hineingetan hat?

2. Kommt Ihre Wäsche von der Wäscherei mit Socken, die Sie nicht erkennen?

3. Werden Sie von fremden Leuten angerufen und nach Menschen gefragt, von denen Sie noch nie etwas gehört haben?

4. Wachen Sie mit Tätowierungen auf, von denen Sie nicht wissen, woher sie stammen?

Erste Hilfe

1. Stellen Sie Ihrem zweiten Ich Fallen. Schütten Sie Salz

Gespaltene Persönlichkeit

in die Milch und prüfen Sie nach, ob Sie sie dennoch trinken. Nehmen Sie Tag und Nacht alles, was um Sie herum vor sich geht, mit einem Tonband auf.

2. Passen Sie auf Fallen auf, die Ihr zweites Ich Ihnen gestellt haben könnte! Ist die Milch versalzen? Hat jemand das Tonband die ganze Nacht laufen lassen?
3. Gehen Sie wegen der Tätowierungen zu einem Hautarzt.
4. Lassen Sie sich tätowieren, um sich von Ihrem zweiten Ich zu unterscheiden.
5. Entspannen Sie sich. Genießen Sie Ihre eigene Gesellschaft. Sie können sich herrlich mit sich selbst unterhalten – und auch mit anderen. Denn alle Leute lieben es, über das Phänomen einer gespaltenen Persönlichkeit Näheres zu hören; deshalb werden Sie als Gesprächspartner sehr beliebt sein und kein Problem mehr haben, zu interessanten Verabredungen zu kommen.

Der hypochondrische Hypochonder

Das ist ein wahrhaft schweres, psychologisches Syndrom, bei dem das Opfer, das kerngesund ist und niemals davon spricht, er fühle sich krank, mit einem Mal glaubt, ein Hypochonder zu sein. Und das auch noch beklagen! Für diese Menschen gibt es keine Rettung.

Assoziationstest für Hypochonder

WORT:	ASSOZIATION:
Lunge	*Krebs*
Leber	*Krebs*
Magen	*Krebs*
Darm	*Krebs*
Herz	*Infarkt*
Mandel	*Vereiterung*
heiß	*Kompresse*
kalt	*Umschläge*
Sex	*Impotenz*
Arzt	*Rechnungen*
Schweine	*Pest*
gebrochen	*Knochen*
Heu	*Schnupfen*
krank	*ja!*
gesund	*nein!*
gut	*Diagnose*

Auf den Spuren des Hippokrates

Die Erste Hilfe reicht natürlich nicht für alle Krankheiten aus. Früher oder später müssen Sie ja doch zum Arzt; wahrscheinlich zu mehreren. Und das kann zu einem Tumult widersprüchlichster Empfindungen führen. Auf der einen Seite ist es schon eine großartige Sache, einem Menschen zu begegnen, dessen ganzer Lebensinhalt ebenfalls die Krankheit ist, und ganz besonders, wenn dieser andere auch noch Medizin studiert hat. Stethoskope, weiße Kittel und eine unleserliche Handschrift, sie alle vermitteln eine Aura von Wonnegefühlen. Und nichts ist vergleichbar mit der Erleichterung, die wir empfinden, wenn der Arzt uns versichert, die braunen Flecken auf unserem Arm sind kein Hautkrebs, sondern Warzen.

Auf der anderen Seite ist es ärgerlich, wenn die Diagnose des Arztes unserer Diagnose widerspricht. Und nichts ist schlimmer, als an einen dieser Ärzte zu geraten, die nicht zuhören und kein Wort reden wollen, offenbar also nicht wissen, was sie tun. Und selbst wenn der Arzt den Eindruck hinterläßt, er tauge etwas, verlieren Stethoskop und beruhigende Worte ihre Wirksamkeit, je weiter wir uns von der Arztpraxis entfernen. Auf dem Heimweg fragen wir uns, wo er eigentlich studiert hat, in Neapel, Bogotá oder Teheran? Wie können wir sicher sein, daß er mit den Warzen recht hat?

Für einen Hypochonder jedoch führt kein Weg an den Ärzten vorbei; sie sind absolut notwendig. Ohne sie gäbe es keine Rezepte, keine Röntgenstrahlen, keine Reihenuntersuchungen – und keine Krankheiten, wie wir

Wie man einen Arzt findet

sie kennen. So müssen wir uns vieles, wenn auch nicht alles, von ihnen gefallen lassen. Wenn Sie zum Beispiel bei Ihrem Arzt anrufen, um nach dem Ergebnis der Laboruntersuchungen zu fragen, und er sagt Ihnen, Sie hätten sich das Genick gebrochen, wird es Zeit, daß Sie den Arzt wechseln. Sie werden zwar nie einen Arzt finden, der sich an seinen Terminplan hält, aber Sie sollten zumindest einen finden können, der sich beim zweiten Besuch an Sie erinnert. (Und Ihr Genick röntgen lassen.)

Um mit Ärzten gut auszukommen, bedarf es gewisser Grundregeln; die erste ist die Fähigkeit, einen guten Arzt zu finden.

Wie man einen Arzt findet

Wenn Sie einen Hausarzt haben und einen Facharzt suchen, können sie den eigenen Doktor um eine Empfehlung bitten. Wenn Sie einen schlechten Hausarzt haben und einen guten finden wollen, liegt die Sache schon etwas anders. Es gibt verschiedene Wege, einen Arzt zu finden:

1. Freunde. Sie dürfen aber nur Freunde fragen, die Hypochonder sind. Ein Gesundheitschauvi, – wenn Sie überhaupt mit solchen Leuten verkehren –, wird Sie wahrscheinlich zu einem Arzt schicken, für den alles, was nicht mindestens ein gebrochenes Bein ist, ,,ganz von allein heilt".

Sagen Sie Ihren Freunden, daß Sie einen Arzt suchen, der die folgenden Eigenschaften hat:

a) Er liest Ihre Karteikarte, bevor er mit Ihnen spricht.

b) Er redet direkt mit Ihnen, anstatt solche Gemeinplätze in der ersten Person plural abzugeben wie: ,,Na, sind wir heute mal wieder krank, was?"

c) Er bleibt bei der Sache. Nichts ist unangenehmer als ein Arzt, der unsere Hämorrhoiden untersucht und dabei fragt: ,,Was halten Sie von Bayern München?"

2. Medizinische Zeitschriften. Gehen Sie in eine Bücherei und studieren Sie die Literatur über Ihre Leiden. Wenn ein Arzt in Ihrer näheren

Das Wartezimmer

Umgebung etwas über das Thema geschrieben hat, gehen Sie zu ihm. Vielleicht finden Sie außerdem eine neue Krankheit, während Sie in den Zeitschriften blättern, umso besser. Hüten Sie sich aber davor, einem Arzt zu erzählen, Sie läsen medizinische Fachzeitschriften. Sie können Konkurrenz nicht leiden.

3. Die Notaufnahme. Bei einem Ihrer vielen Besuche in der Notaufnahme könnten Sie einen Arzt kennenlernen, der Ihnen gefällt.

Das Wartezimmer

Wenn Sie endlich einen Arzt gefunden haben, einen Termin bekommen und das Wartezimmer betreten haben, könnten Sie meinen, das Schlimmste sei geschafft. Dem ist keineswegs so. Jetzt geht es erst richtig los. Manche Leute, die den größten Teil ihres Lebens in Wartezimmern verbracht haben, glauben, die Ärzte ließen die Leute eine halbe oder gar eine Stunde lang warten, weil sie sie foltern wollen. Andere, die etwas großzügiger denken, glauben, daß die Ärzte und deren Angestellte zwar eine gute Medizin machen, aber keine Ahnung über Zeiteinteilung und richtige Terminplanung haben.

Keines von beiden stimmt. Die eigentliche Ursache liegt darin, daß es während der Ausbildung zum Arzt ein kleines mathematisches Nebenfach gibt, das sich Zeitberechnung nennt. Das Grundprinzip der Zeitberechnung ist:

1. Zeit ist Geld.
   Das zweite ist, daß es zwei verschiedene Sorten von Zeit gibt, die beide einen ganz verschiedenen Geldwert haben, – die Zeit des Arztes und die Zeit des Patienten.
2. Die Zeit des Arztes: DM 500,– pro Stunde und mehr.
3. Die Zeit des Patienten: nichts!
   Logischerweise müssen Sie sich auf längere Wartezeiten gefaßt machen. Kommen Sie selber 15 Minuten zu spät. Nehmen Sie sich vor, für jede weitere Viertelstunde Wartezeit die Rechnung einen Monat später zu bezahlen. Weitere Regeln:

Das Wartezimmer

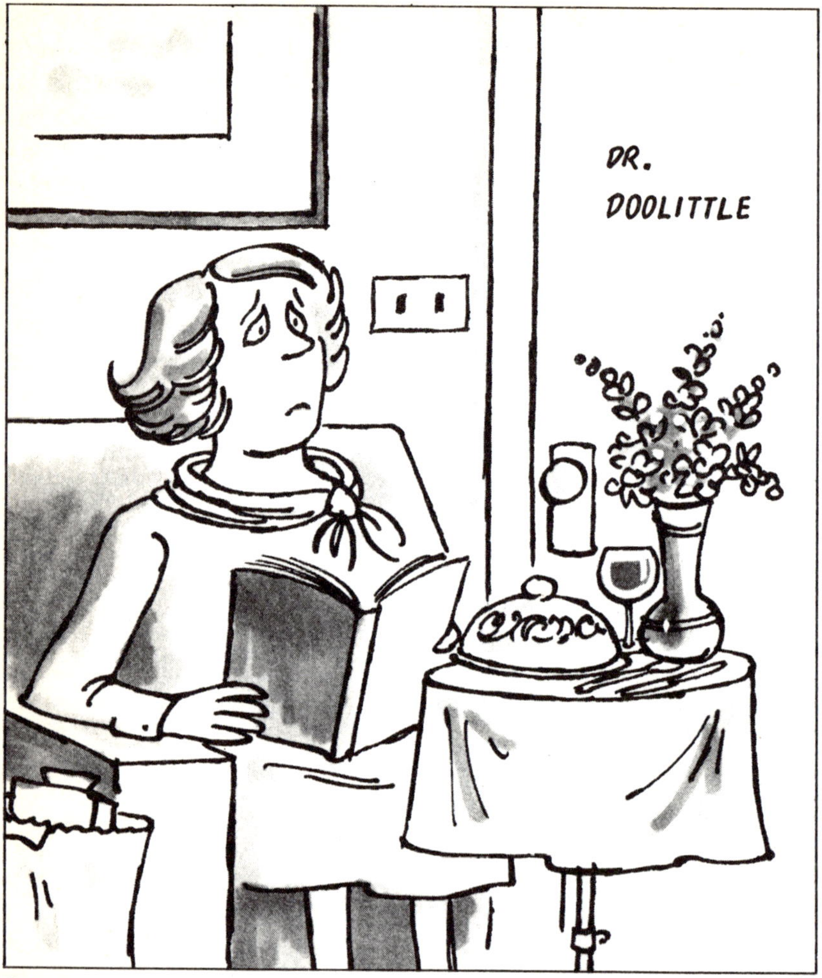

Bringen Sie ins Wartezimmer Ihre Brotzeit mit

4. Bringen Sie sich etwas zu essen mit.

5. Bringen Sie sich eigene Lektüre mit. Ärzte haben einen schlechten Geschmack bei der Auswahl der ausliegenden Zeitungen. (Siehe die typischen Wartezimmer-Zeitungen!)

6. Wenn Sie sehr lange warten

Arzt und Patient

müssen, können Sie den Arzt dazu bringen, Sie eher zu sehen, indem Sie

a) Regelmäßig nach der Ursache der langen Wartezeit fragen.

b) Fragen Sie nach einem Telefon. Rufen Sie irgendjemand an und klagen Sie über die langen Wartezeiten. Sprechen Sie dabei laut und deutlich. Wenn jeder im Wartezimmer Sie ansieht, haben Sie laut genug gesprochen.

c) Stöhnen Sie laut vor Schmerzen.

d) Werden Sie ohnmächtig.

Höflichkeiten zwischen Arzt und Patient

Ärzte sind sehr beschäftigte, sehr ungeduldige Menschen. Wenn bei Ihrem Arztbesuch irgendetwas herauskommen soll, schreiben Sie sich vorher alles auf, was Sie sagen wollen. Andernfalls kann es in der Hitze des Gefechtes passieren, daß Sie das Ekzem Ihres Großvaters vergessen, wenn er Ihre Vorgeschichte aufnimmt.

Ganz besonders wichtig ist, daß Sie alle Ihre Symptome aufschreiben: wie schwer sie waren und wie lange sie angedauert haben. Aus diesem Grunde ist es vielleicht am gescheitesten, Sie führen ein medizinisches Tagebuch. Wenn Sie genau herausfinden wollen, was mit Ihnen los ist, müssen Sie sehr schnell sein und beharrlich. Sonst neigen die Ärzte dazu, Ihnen zu sagen, alles sei in Ordnung und Ihnen nur ein Rezept zu geben und dabei irgendetwas Unverständliches zu murmeln und Sie wegzuschicken. Um aus so einem Arzt klare Auskünfte herauszulocken, müssen Sie sehr gezielte Fragen stellen.

Wenn Sie fragen, was bei Ihrem EKG herausgekommen ist, sagt der Arzt wahrscheinlich: „Es

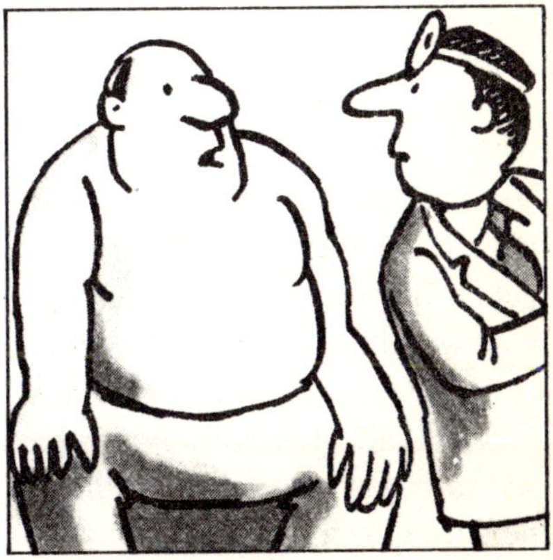

„Meinen Sie, ich leide an Adipositas?“

Die Notaufnahme

ist völlig normal!" Wenn Sie dagegen fragen: „Habe ich Vorhofflimmern?", wird der Arzt sicher sofort hellwach. Er antwortet dann wahrscheinlich viel ausführlicher. Andere gute Fragen sind:

„Meinen Sie, ich leide an Adipositas?"

„Was ist mit den Triglyceriden?"

„Könnte es eine Diverticulitis sein?"

„Ist das ein Placebo?"

Es kann Ihnen auch mal passieren, daß Sie an einen der Ärzte geraten, die glauben, ihr Doktor sei ein Adelstitel. Tierärzte sind zu einem Kalb freundlicher als die zu Ihnen. Selbst wenn die große Ehrfurcht, die Sie vor dem Arztberuf haben, es Ihnen schwer macht, hier müssen Sie massiv werden. Wenn der Arzt sehr unfreundlich zu Ihnen ist, lassen Sie sich keine Rechnung schicken und bezahlen Sie ihn auch nicht im Vorzimmer. Bezahlen Sie stattdessen bei ihm selber in bar und geben Sie ihm ein Trinkgeld. Sagen Sie ihm: „Ich hätte Ihnen mehr gegeben, wenn Sie nicht so kalte Hände hätten!" Ärzte hassen so etwas. Sie werden nicht gerne daran erinnert, woher ihr Geld stammt.

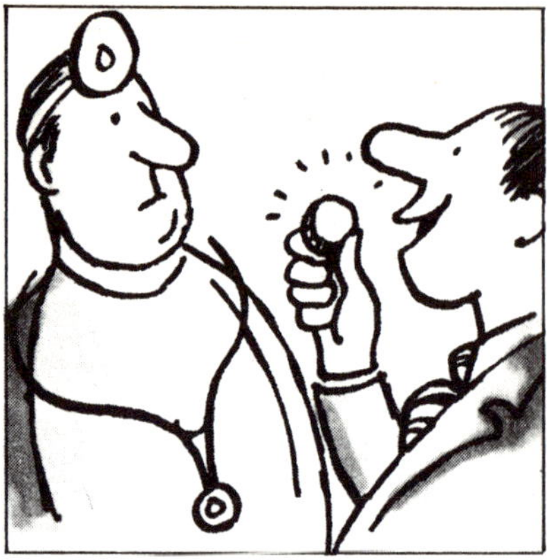

„Das ist für Sie!"

Die Notaufnahme

Als Hypochonder werden Sie wissen, daß die Notaufnahme eine Art zweites Zuhause ist. Wenn die mitternächtliche Herzattacke Ihnen aus der Kontrolle gerät oder der Blinddarm wieder aufmuckt, ist das Ihre einzige Zuflucht.

Mit der Zeit aber, nach ein paar Besuchen, werden Sie herausfinden, daß das einzig Gute an der Notaufnahme der 24-Stunden-Dienst ist. Alles übrige ist schauerlich. Es geht schon damit los, daß der Warteraum ständig mit kranken oder verletzten Leuten überfüllt ist. Das könnte Sie auf den Gedanken bringen, Ihre eigenen Beschwerden seien nicht ausreichend und Sie in Versuchung bringen, wieder zu gehen. Tun Sie

Die Notaufnahme

das nicht. Diesmal könnte es tatsächlich der Blinddarm sein. Sie müssen einfach lernen, sich selbst zu vertrauen. Es braucht nicht immer eine Schußwunde sein, wenn man die Notaufnahme aufsucht. Es muß nur ein Notfall sein. Eine der Grundregeln, die der Hypochonder lernen muß, besagt, daß alle Menschen verschiedene Stufen von Notsituationen kennen. Manche Leute brauchen einfach heftige Blutungen oder unerträgliche Schmerzen. Anderen reicht schon die Angst vor Schmerzen oder der Anblick von Blut.

Wenn Sie die Möglichkeiten der Ersten Hilfe erschöpft haben (oder Ihre Familie) und Ihr Hausarzt nicht erreichbar ist (was der Normalfall ist), dann dürfen Sie nicht zögern. Dazu ist schließlich die Notaufnahme da.

• Verhalten in der Notaufnahme

1. Wenn Sie der Aufnahmeschwester Ihre Beschwerden schildern, seien Sie nicht schüchtern. Erläutern Sie klar und sachlich Ihre Symptome und sagen Sie frei heraus, wofür Sie es halten. Die Leute in der Notaufnahme sind daran gewöhnt, daß um drei Uhr morgens Patienten mit Mundfäule kommen. Alles was sie wollen, ist, Ihre Karteikarte so schnell wie möglich auszufüllen und den Namen Ihrer Krankenkasse aufzuschreiben.

2. Im Warteraum ist immer jemand, der gerade einen Nervenzusammenbruch gehabt hat. Schauen Sie nicht hin. Auch wenn er Sie anschreit oder laut über die Farbe Ihrer Socken schimpft, schenken Sie ihm keinerlei Beachtung. Geisteskrankheiten können auch durch Blickkontakt übertragen werden.

3. Bieten Sie Ihren Platz im Warteraum niemals jemandem an, der so aussieht, als sei er schwerer krank als Sie. Gebrochene Knöchel können warten. Wenn die Schwestern meinen, jemand sei ernsthaft krank, nehmen sie ihn sowieso vorher dran. Höflichkeit und Hypochonder vertragen sich nicht.

4. Wenn Sie zum Arzt kommen, tun Sie nicht so, als seien sie nicht verängstigt. Tapferkeit imponiert kei-

Die Notaufnahme

nem Arzt, sie rächt sich später. Wenn Sie so tapfer sind, wird er denken, Sie hätten in der Notaufnahme nichts zu suchen. Er ärgert sich nur, weil Sie ihm die Zeit wegnehmen. Wenn er aber merkt, daß Sie unter schrecklicher Todesangst leiden, weil Sie meinen, Sie hätten Lymphdrüsenkrebs, wird er Sie sehr viel gründlicher untersuchen und viel freundlicher sein, wenn er Ihnen erklärt, Sie sollen mit Salzwasser gurgeln. Denken Sie auch daran, ihm aus tiefstem Herzen zu danken und zeigen Sie ihm Ihre Erleichterung. Die Ärzte schätzen das sehr, vor allem solche, die in der Notaufnahme arbeiten, wo die meisten Patienten bewußtlos sind.

5. Und schließlich, gehen Sie nicht öfter als zweimal monatlich in die gleiche Notaufnahme. Häufige Besucher werden oft nicht ernst genug genommen.

Medizinisches Tagebuch 21. Dezember

8.00 Uhr: Winteranfang. Jetzt kommt die Grippe, und ich bin gerade mit einer Erkältung fertig geworden. Wachte heute morgen mit einem Ziehen in der Brust auf. Bronchitis? Muß daran denken, Dr. Barnes an Pleuritis zu erinnern, wenn ich zu ihm gehe.

10.00 Uhr: Denke gerade daran, daß ich vergessen habe, Tante Lillith ihr Geschenk zu kaufen. Heftige Übelkeit.

Mittagessen: Heftige Brustschmerzen, Herz hörte ausgerechnet während des Essens mit meinem Chef auf zu schlagen. Versuchte, es nicht zu zeigen, doch es war schwierig, sich zu unterhalten und gleichzeitig den Puls zu fühlen. Ob er etwas gemerkt hat? Muß daran denken, Dr. Friedmann von der Herzrhythmusstörung zu erzählen.

15.00 Uhr: Füße schmerzen. Arthritis? Dr. Balthazar berichten.

20.00 Uhr: Fing an, Geschenke einzupakken. Fühlte mich krank. Scheußlicher Geschmack im Mund. Muß ein Magengeschwür sein, wenn es nicht von den Klebeetiketten stammt, die ich angeleckt habe.

Muß Dr. Kennedy fragen, ob in dem Leim von Klebeetiketten irgendwelche Nervengifte sind.

4.00 Uhr: Kann mich nicht entscheiden, ob das der Anfang von morgen werden soll. Wachte mit schrecklicher Todesangst auf. Träumte, mein Herz hätte mitten in der Arztpraxis aufgehört zu schlagen. Konnte mich aber nicht erinnern, welcher Doktor es war, und sie wollten mich nicht zu ihm lassen, bis ich seinen Namen richtig geraten hätte. Mußte drei Stunden warten, ohne daß mein Herz schlug. Als ich dem Arzt endlich gegenüber saß, meinte er, es sei nichts los. Ich glaube, ich brauche einen neuen Herzspezialisten.

Ärztliches Horoskop

Ärztliches Horoskop

Es ist sehr hilfreich, die persönlichen Eigenarten der Ärzte zu kennen, mit denen man zu tun hat. Manche Leute glauben, die Sterne würden über die Persönlichkeit des Menschen bestimmen. Sie beurteilen den Menschen danach, unter welchem Sternzeichen und mit welchem Aszendenten er geboren wurde. Die meisten Ärzte werden Ihnen kaum sagen, wann sie geboren sind. Aber es gibt eine andere brauchbare Methode, die Sie anwenden können. Die Ärzte werden doch während ihres Studiums getestet und verschiedenen Fachgruppen zugeteilt. Jede Fachgruppe hat ihren eigenen persönlichen Typ. Beispiele:

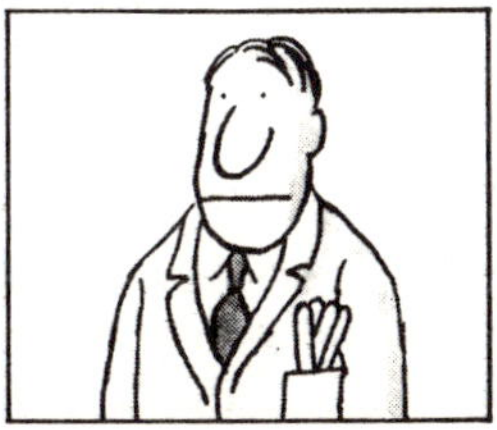

Internist. Der Internist hat den praktischen Arzt, den alten Hausarzt, ersetzt. Internisten gehören zu den freundlichsten Ärzten, wenn sie manchmal auch langweilig und uninteressant wirken. Sie beschäftigen sich ausschließlich mit dem gleichen ewigen Magenleiden und den Durchuntersuchungen, und sie werden niemals berühmt. Oft haben sie hängende Schultern. Sie wären gern Herzspezialisten geworden.

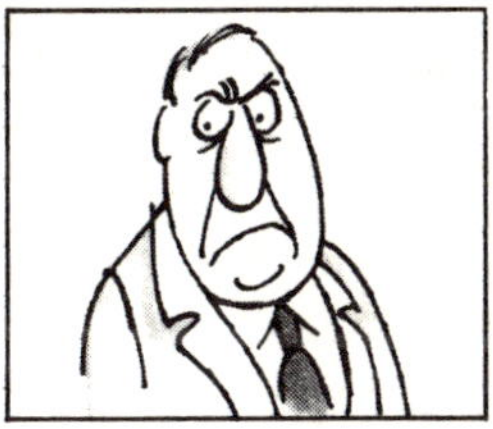

Proktologen. Diese Fachleute, die sich auf unseren Darmausgang spezialisiert haben, sind eine unglückliche Gruppe und das mit Recht. Wenn Sie Ihr Leben damit verbringen müßten, Tag für Tag nach Hämorrhoiden und Darmkrebs zu suchen, würden Sie auch traurig und sauer dreinschauen. Sie sehnen sich danach, Internisten zu sein.

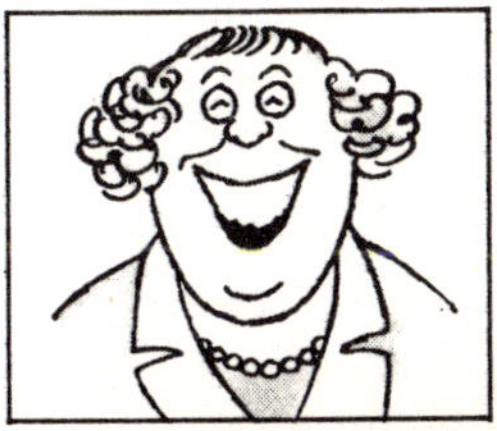

Gynäkologen. Männliche Frauenärzte sind aufreizend freundlich;

Ärztliches Horoskop

weibliche deprimierend ernst. Männliche Gynäkologen nennen Sie oft „Meine Liebe" und reden von ihren Patientinnen als ihren „Mädchen", weibliche neigen zur Emanzipation und gehen auf die Bälle für einsame Herzen. Beide leiden, genau wie die Proktologen, unter der Begrenztheit ihres Fachgebietes, aber die Gynäkologen tun so, als seien sie damit zufrieden.

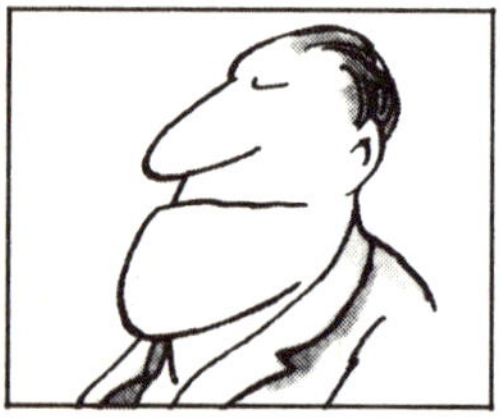

Hirn-Chirurgen. Sie betrachten sich als die „Test-Piloten" der Medizin; sie lieben ihr Fach. Sie fahren schnelle Autos und stoßen die Leute nur so herum. Das geht in Ordnung; Sie sollten vielleicht mit einem Hirn-Chirurgen nicht Tennis spielen, aber von jemandem, der in Ihrem Gehirn herumsäbeln soll, wünschen Sie sich auch ein ausreichendes Selbstvertrauen.

Psychiater. Niemand weiß, wie sie heutzutage wirklich sind, seit sie niemals mehr reden.

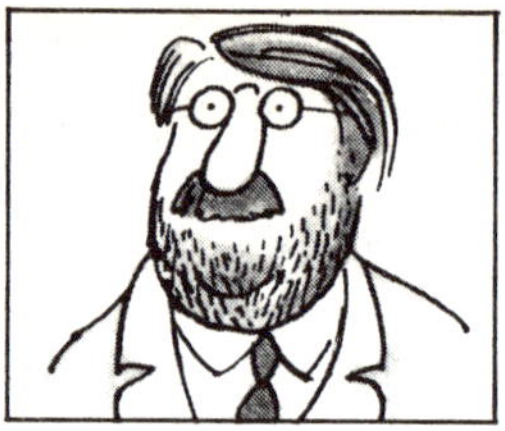

Alte Landärzte. Sie sind gewöhnlich schweigsam, alt und glauben nicht daran, daß Cholesterin oder Whisky schädlich sind. Bei ihm erfahren Sie nie, was er verordnet hat. Wenn sie Ihnen Pillen oder eine Spritze geben, sagen sie meistens „damit ist die Sache vorbei". Manchmal vergessen sie, sich zu rasieren.

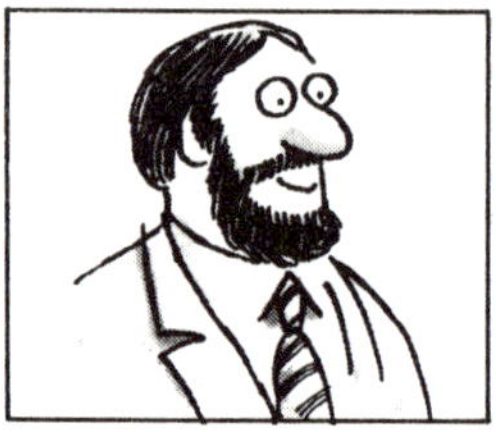

Junge Landärzte. Sie sind niemals schweigsam und bestehen darauf, Ihnen jede Einzelheit aus Ihrem Leben zu erzählen, weil sie die Rechte der Patienten ernstnehmen. Sie haben nichts gegen Marihuana, solange Sie es selber züchten und auf Pflanzenschutzgifte verzichten. Sie interessieren sich für Sportmedizin und glauben manchmal an die Ganzheitsmedizin. Sie rasieren sich mit Absicht nicht.

Ärztliches Horoskop

Schwiegermutter. Klein, grauhaarig, und spezialisiert auf Magenbeschwerden und Heuschnupfen. Interessiert sich besonders für Kinderkrankheiten, ist aber oft wertvoll, wenn sich der Hypochonder eine zweite Meinung zu seinem Fall einholen will. Macht Hausbesuche.

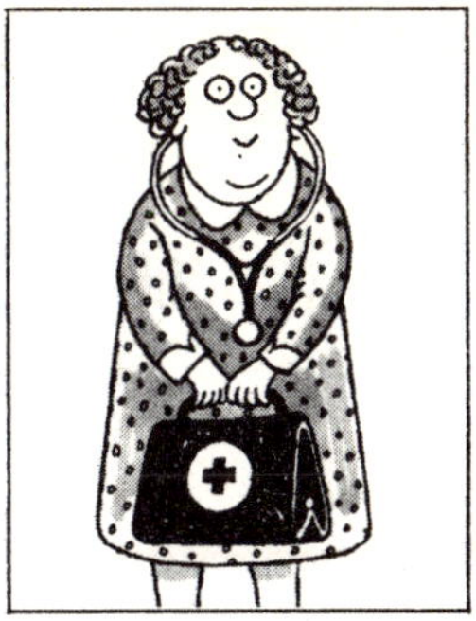

Gesundheit zu Hause

Ernährung

Nahrung ist, wie allgemein bekannt, lebenswichtig. Unglücklicherweise haben die Wissenschaftler allerdings kürzlich entdeckt, daß Nahrung auch die Haupttodesursache ist. Das macht es schwierig herauszufinden, was man überhaupt essen darf.

Nahrung führt zu Herzinfarkten, hohem Blutdruck und Krebs. Sogar verrückt können Sie davon werden. Sie können davon die Magersucht oder die Fettsucht kriegen. Und zu allem Überfluß enthält die Nahrung auch noch tödliche „Kalorien", die Übergewicht und andere Krankheiten verursachen. Selbst die gesündeste Nahrung bringt uns um, wenn wir zuviel davon zu uns nehmen.

Tod und Krankheit lauern auf allen Seiten. Stellen Sie sich

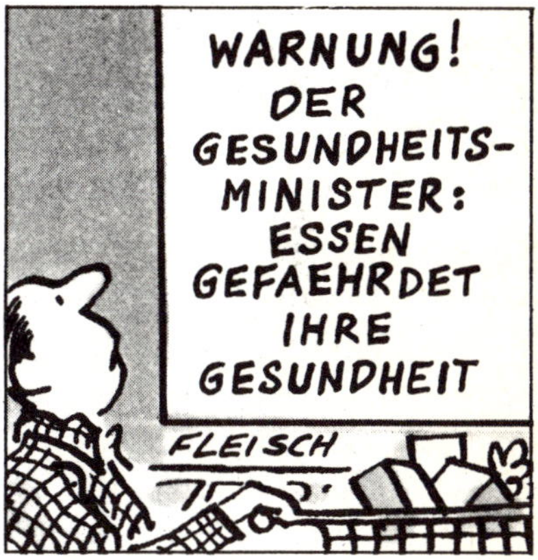

vor, Sie verzichten auf Fett und werden zum Vegetarier. Dann vergessen Sie, die richtigen Speisen mit den richtigen Eiweißstoffen zu essen, und ehe Sie sich umsehen, haben Sie Kwaschiokor, eine Eiweißmangelkrankheit. Oder, was noch schlimmer ist, Sie sind Vegetarier, jemand, der keinerlei

Ernährung

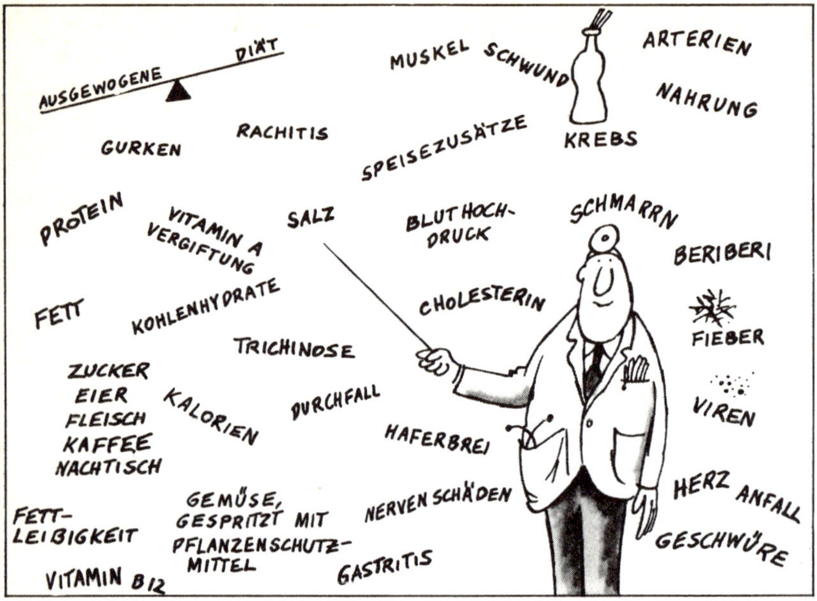

Essen: Selbstmord mit Messer und Gabel

Tierprodukte ißt, und vergessen, die B-12-Tabletten einzunehmen. Prompt stehen Sie da mit Nervenschäden und einer Megaloblasten-Anämie (was auch immer das sein mag). Auf diese Weise krank zu werden, und außerdem noch niemals ein Steak oder Schlagsahne zu kriegen, das ist einfach zuviel.

Andererseits hat eine Diät auch ihre gute Seite. Stellen Sie sich vor, Sie haben sich entschlossen, bei sich einen zu hohen Blutdruck zu diagnostizieren, auch wenn Ihr Arzt etwas anderes sagt. Dann lassen Sie einfach das Salz weg. Das klingt zwar grauenhaft, aber Sie können es sich leichter machen, indem Sie die gleiche Diät auch Ihren Gästen vorsetzen. Nichts heizt ein Gespräch über Bluthochdruck so an, wie eine Salzstange ohne Salz. Und was könnte ein besseres Thema sein bei einem Festessen?

Grundprinzipien der Ernährung

1. Essen Sie weniger, als es überhaupt möglich erscheint. Die modernen Nahrungsmittelexperten meinen, es sei gesund, ständig Hunger zu haben. Wenn Sie

Cholesterin

sich nach einer Mahlzeit wohlfühlen und zufrieden sind, haben Sie zuviel gegessen.

2. Essen Sie niemals irgendetwas, das gut schmeckt. Die Wissenschaftler haben entdeckt, daß alles, was gut schmeckt, gefährlich für die Gesundheit ist, – Zucker, Salz, Filetsteak, Käse-Sahne-Torte.

3. Essen Sie ärmlich. Stellen Sie sich vor, Sie seien Landarbeiter oder Hungerkünstler, und essen Sie dementsprechend. Nüsse, Beeren und Baumrinde bewahren Ihre Gesundheit.

4. Essen Sie eine ausgeglichene Diät. Das bedeutet, daß Sie verschiedene Sorten von Nüssen und Beeren essen sollten.

Cholesterin

Manche Bestandteile der Ernährung sind besonders gefährlich. Dazu gehört das Cholesterin. Es ist ein chemischer Stoff, der den guten Ruf des Steaks zerstört hat. Obwohl der Körper es zum Leben braucht, neigt es dazu, auf der Innenseite der Arterien eine Art Tapete zu bilden. Das ist dann so, als wenn ein Straßentunnel für bestimmte Fahrzeuge immer enger wird. Eines Tages verstopft das Cholesterin den ganzen Tunnel, was sofort zu einem Herzinfarkt führt.

Cholesterin ist in fast allen guten Speisen enthalten. Ein ganz einfacher Weg herauszufinden, ob eine Speise Cholesterin enthält, ist es, sie zu probieren. Wenn sie Ihnen schmeckt, enthält sie Cholesterin.

Hoher Cholesteringehalt:
Filetsteak
Hummer
Butter
Schlagsahne

Niedriger Cholesteringehalt:
Brennesselsalat
Kopfsalat
Bohnensalat
Artischockensalat

Fasern

Die Ärzte glauben seit kurzem, Speisen ohne jeden Nährgehalt seien gut für den Menschen. Fasern sind Nahrungsmittel, die wir nicht verdauen können. Man nennt sowas unverdauliche Nah-

Vitamine

rungsmittel. Weil sie unverdaulich sind und auch sonst vollkommen nutzlos, passieren sie schnell unseren Darmtrakt und reinigen ihn von Abfällen und Schlacken und halten ihn so gut im Schuß.

Speisen mit viel Fasern:
Kleie
Hafer
Heu
Holzsplitter

Speisen mit wenig Fasern:
Crème Caramel
Cocktails
Filet mignon
Schokolade

Vitamine

Für einige Splittergruppen in der Gemeinde der Ernährungsfanatiker haben Vitamine geradezu religiöse Bedeutung. So kann es Ihnen passieren, daß Ihnen jemand eine Vitaminpille zu einem Glas Wein anbietet, oder sogar pur, mitten am Tag. Diese Handlung hat für diese Leute eine beinahe mystische Bedeutung, und katholische Hypochonder dürften versucht sein, lateinische Gebete zu murmeln, während sie ihr Vitamin-C-Tablettchen erhalten.

Neuerdings gibt es Ärzte, die behaupten, daß die meisten

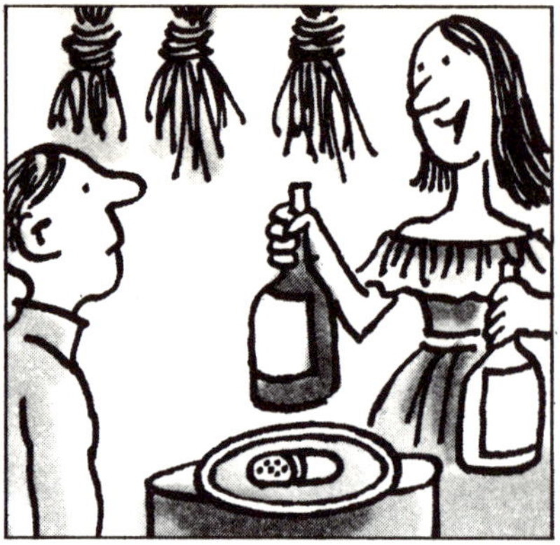

Weiß mit Vitamin-B-Komplex

Vitamine uns in großen Mengen nicht gut tun. Manche Vitamine sollen sogar giftig sein. Auf der anderen Seite ist aber bewiesen, daß ein Vitaminmangel zu ganz schrecklichen Krankheiten führen kann. Darüber muß jeder Hypochonder ganz genau Bescheid wissen.

Hier haben Sie ein paar der wichtigeren Vitamine, ihre Mangelerscheinungen und ihre angeblichen oder bekannten Nebenwirkungen.

Vitamin A

Wenn Sie im Dunkeln nichts sehen, haben Sie einen Vitamin-A-Mangel, außerdem leidet Ihr Wachstum. Zum Glück ist es in Früchten, Gemüse und Milch vorhanden. Wenn Sie nicht gerade eine Diät aus Sand und Kies (Größe

Vitamine

Ein Tag mit Diät

Ein Beispiel für ein durchschnittliches normales Tages-Menü – und seine Auswirkungen auf Ihre Gesundheit.

Frühstück

Zwei Eier im Glas, Schinken, Toast, Butter, Kaffee mit Zukker und Milch.

Auswirkungen: Cholesterin in Eiern, Schinken und Butter bedeutet Arteriosklerose; Nitrate im Schinken bedeuten Krebs; Kaffee erhöht das Risiko eines Bauchspeicheldrüsen-Krebses; Koffein im Kaffee bedeutet Abhängigkeit vom Koffein mit anschließendem Kopfweh, Angstzuständen und anderen Symptomen.

Mittagessen:

Wiener Schnitzel, Röstkartoffeln, grüne Gurken, Cola, Käsesahnetorte.

Auswirkungen: In dieser Mahlzeit findet sich nichts, das nicht die Aufschrift „tödlich" verdiente. Es schmeckt alles vorzüglich, aber sein Nährwert wird weit übertroffen von seinen teuflischen Auswirkungen auf unseren Stoffwechsel. Das Schnitzel strotzt von Fett und Nitrat – Herzinfarkt und Krebs! Röstkartoffeln und Gurken enthalten riesige Mengen Salz – hoher Blutdruck!
Cola besteht nur aus Zucker und Chemie – sie zerfrißt unsere Speiseröhre und bringt den Stoffwechsel durcheinander. Käsesahnetorte dringt direkt in unsere Arterien ein und bringt Herzanfälle und Gehirnschläge mit sich. Am besten wartet vor dem Feinschmecker-Restaurant ein Krankenwagen auf Sie.

Abendessen

Japanischer Gemüseteller mit Beilagen, Sake.

Auswirkungen: Auf den ersten Blick sieht so ein Essen doch eigentlich ganz gesund aus. Ein japanischer Gemüseteller enthält jedoch fast nur Salz, die Beilagen, zu denen Fisch gehört, enthalten Hakenwürmer und andere Parasiten, und alles ist in Öl gesotten. Neuerdings wird zwar behauptet, ungesättigte Öle seien gut für das Herz, aber was ist mit dem Krebs, den sie hervorrufen? Sake führt zu einem schrecklichen Kater.

Zutaten

14–16) essen, kriegen Sie genug davon mit. Trotzdem, zuviel Vitamin A ist giftig, also schränken Sie Ihren Verzehr an Früchten und Gemüse ein.

Vitamin B 1 (Thiamin)
Mangel verursacht Beriberi. Findet sich in Leber, Vollkornbrot, Hefe, Nüssen. Oder, wenn Sie Trichinen nicht fürchten, nehmen Sie es auch im Schweinefleisch zu sich.

Vitamin C
Der König unter den Vitaminen. Mangel löst den berüchtigten Skorbut aus. Große Mengen davon beugen Erkältungen vor und heilen Krebs, das steht jetzt fest. Um das aber zu erreichen, müssen Sie es in riesigen Mengen essen. Wenn Sie Schwierigkeiten haben, die Pille runterzukriegen, weil sie so groß ist, dann ist das die richtige Menge. Neuerdings kriegt man Vitamin C auch als Kaugummi, Sie können also den ganzen Tag darauf herumkauen.

Vitamin D
Sein Mangel bedeutet weiche Knochen, vornehmlich bei Kindern. Wenn Sie etwas gegen Ihre O-Beine tun wollen, essen Sie reichlich Eidotter, Milch und Lebertran. Dabei müssen Sie die Gefahr von weichen Knochen gegen die Gefahr von zuviel Cholesterin abwägen. Eine andere Lösung: möglichst viel in der Sonne liegen, dann baut der Körper sein eigenes Vitamin D auf. Aber davon bekommen Sie bekanntlich Hautkrebs.

Zutaten

Nahrung ist nicht einfach Nahrung. Da ist noch eine Menge anderes Zeug drin, Konservierungsmittel, Aroma- und Farbstoffe. Sie alle erzeugen Krebs.

Wie man vermeidet, vom Essen Krebs zu bekommen

1. Lesen Sie genau das Etikett des Tiefgekühlten durch.

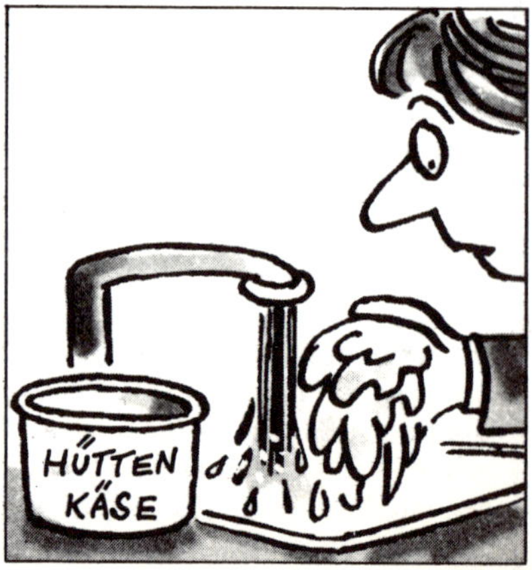

Waschen Sie alle Lebensmittel gründlich

Die Ethik des Speisens

Wenn Sie etwas finden, das Sie nicht aussprechen können, dann sollten Sie den Inhalt nicht kaufen.

2. Achten Sie auf Insektenvertilgungsmittel und andere chemische Stoffe. Waschen Sie alle Lebensmittel gründlich ab, auch Butter und Streichkäse.
3. Essen Sie niemals etwas, womit Sie einen Kupferpfennig reinigen können.

Die Ethik des Speisens

Was Sie essen, ist eine Frage der Moral und der medizinischen Verantwortung. Als Hypochonder sollten Sie einen Augenblick einhalten und Ihr geistiges Wohlbefinden überdenken, zumal Moral und Gesundheit oft Gemeinsames haben. Viele Leute haben jede Nahrungsaufnahme eingestellt, weil sie glauben, es sei unmoralisch, Kühe oder Hühner abzustechen und aufzuessen.

Wahrscheinlich haben sie recht. Natürlich können Sie sich aber auch auf den Standpunkt stellen, daß Sie viel zu krank sind,

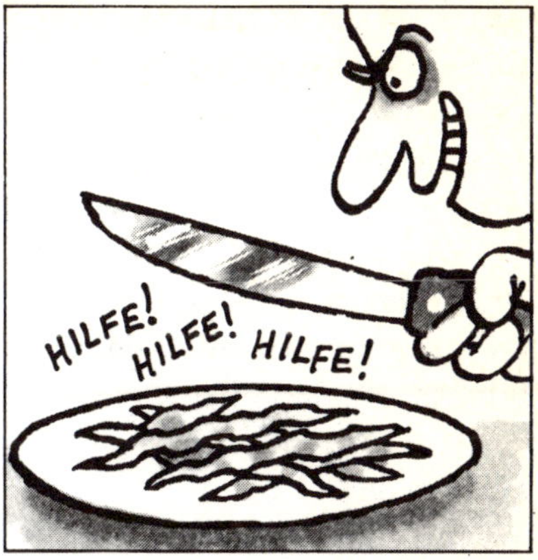

Haben grüne Bohnen Schmerzen?

um Rücksicht auf die Gesundheit anderer Menschen zu nehmen, geschweige denn auf die der Hühner. Das bringt die Vegetarier auf die Palme, weil sie fest glauben, daß die Menschen keine höheren moralischen Werte besitzen als Hühner. Vermutlich haben Sie auch damit Recht. Aber da taucht dann gleich die Frage auf, ob die Menschen einen höheren moralischen Wert haben als grüne Bohnen. Für die meisten Menschen (und auch die grünen Bohnen) ist die Antwort: nein. Damit kommen Sie wieder zurück auf Ihre Sand-und-Kiesel-Diät.

Natürlich können Sie aufhören, Fleisch zu essen, aber Sie werden sich dann den Rest Ihres Lebens Kopfzerbrechen machen müssen, ob Sie als Vegetarier

Die Ethik des Speisens

auch wirklich die richtige ausgewogene Menge an Eiweiß bekommen. Das führt schließlich dazu, daß Sie zuguterletzt doch Berge von Bohnen zu sich nehmen.

Wenn Sie sich entschließen, Vegetarier zu werden, dürfen Sie folgende Speisen auf den Tisch bringen:

Ungeschälten Reis
Weiße Bohnen
Grüne Bohnen
Dicke Bohnen
Rote Bohnen
Kletterbohnen
Kasha
Kohlrabi
Karotten
Spinat
Kohl
Seetang

Wenn Sie nicht zum Vegetarier werden, sieht Ihr Speisezettel so aus:
Saltimbocca alla Romana
Filet mignon mit Sauce Béarnaise
Schweinerippchen vom Grill
Gefüllte Ente
Tartar mit Ei
Schweinebraten mit Semmelknödel

Treffen Sie Ihre Entscheidung selbst!

Körperertüchtigung

Hypochonder würden eigentlich gern Sport treiben. Es ist bekannt, daß man an Herzinfarkt stirbt, wenn man nicht mindestens Marathon läuft. Als Hypochonder weiß man auch, daß man sich während eines Marathonlaufes einen Herzinfarkt zuziehen und daran sterben kann.

Das ist wieder einmal das typische moderne Dilemma. Vor zwanzig Jahren mußten die Hypochonder noch keinen Sport treiben.

Damals galt es als gesund, sich möglichst wenig zu bewegen, um einem Herzinfarkt aus dem Wege zu gehen. Die Leute rannten nur, wenn sie gejagt wurden. Heute erwartet man von Ihnen, daß Sie schweißgebadet durch die Gegend rennen, um Ihren Herzschlag zu beschleunigen. Das sollte Sie gesünder machen, ein Gedanke, der gegen die Natur gerichtet zu sein scheint.

Wie auch immer, heutzutage behaupten alle Ärzte, daß Sport gesund für Sie ist. Wenn Sie nicht mitmachen, bekommen Sie schreckliche Schuldgefühle und werden gesellschaftlich isoliert. Aber Sie können sich doch nicht einfach Turnschuhe anziehen und um den Häuserblock rennen. Was passiert, wenn Sie einen bisher unentdeckten Herzfehler haben? Lassen Sie sich lieber erst mal mit einem Belastungs-EKG testen. Falls Sie dabei zusammenbrechen, sind wenigstens ein Haufen Ärzte und Schrittmacher in der Nähe.

Wenn Sie die Untersuchung lebend überstehen, müssen Sie sich für eine Sportart entscheiden. Aber seien Sie vorsichtig. Wägen

Körperertüchtigung

Sie lieber erst die guten Seiten, die der Sport hat, mit den Gesundheitsgefahren ab, die er mit sich bringt. Das ist eine Sache der positiven und negativen Aspekte. Wenn Sie joggen, bleiben Ihr Herz und Ihre Lungen in gutem Zustand. Aber während Ihr Herz profitiert, erleiden Ihre Beine möglicherweise einen herben Verlust. Ein kräftiges Herz ist keine Kompensation für Beine, die Ihren Körper nicht mehr tragen.

Sport führt auch dazu, daß Sie sich Ihres Körpers intensiver bewußt werden, schon allein, weil Sie während des Sports Ihren Puls ganz besonders gründlich überwachen und auch auf Ihre Muskeldehnungen und das Bänder- und Knochenspiel aufpassen müssen. Einem Gesundheits-Chauvi bringt das vielleicht etwas, weil er so schneller merkt, ob er sich ein Bein gebrochen hat. Sie als Hypochonder aber führen ohne Zweifel bereits ständig ein inniges Gespräch mit Ihrem Körper.

Bei einem Hypochonder ein intensiveres Gefühl für den eigenen Körper hervorrufen, das wäre genauso, wie wenn man einem schwer herzkranken Menschen eine Lungenentzündung verpaßt. Das Ergebnis kann grauenhaft sein.

Um die Gefahren des Sportes auf ein erträgliches Maß zu reduzieren und einem Menschen Ihres Gesundheitszustandes besser anzupassen, beachten Sie bitte die folgenden lebenserhaltenden Richtlinien:

Grundsätzliches für sporttreibende Hypochonder

1. Treiben Sie Sport niemals allein. Wenn Sie joggen, tun Sie das in einer Gruppe, damit immer Hilfe in der Nähe ist, wenn Sie auf der Bahn zusammenbrechen. Haben Sie keine Freunde, lassen Sie einen Krankenwagen hinter sich herfahren.
2. Weniger ist mehr. Wenn Sie eine Ertüchtigungsanweisung befolgen, die nach Altersgruppen ausgerichtet ist, halten Sie sich an die, die für Menschen bestimmt ist, die zehn Jahre älter als Sie sind, oder sich so fühlen.
3. Überwachen Sie ununterbrochen Ihren Puls beim Sport.
4. Untersuchen Sie sich nach jeder Übung gründlich auf Verletzungen.

Muskel-Training

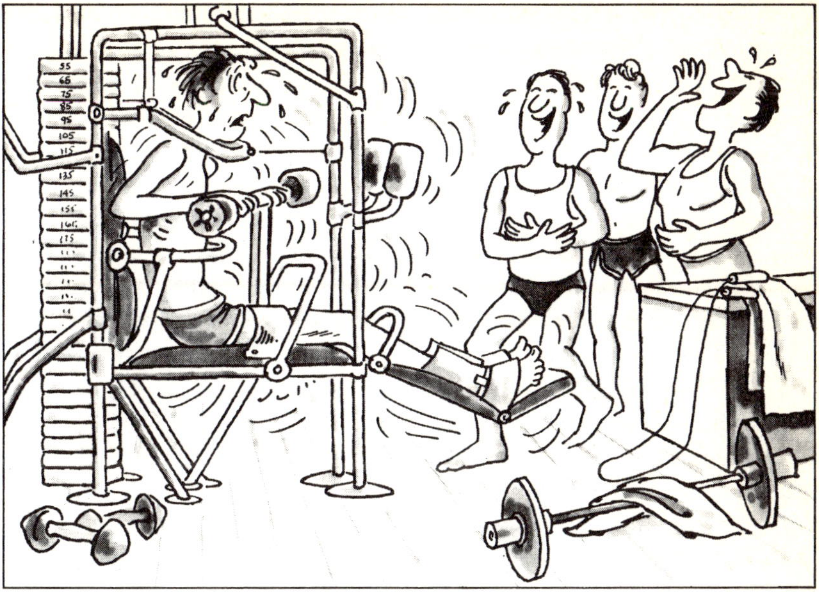

Gefangen in der Trainier-Maschine

Muskel-Training

Sport, der die Muskeln trainiert, kann Sie stark machen oder beweglich oder schöner. Am Ende sehen Sie aus wie Joachim Fuchsberger oder Christine Kaufmann. Wenn Sie aber übertreiben, dann werden Sie eventuell aussehen wie Muhammad Ali. Aber übertriebenes Muskeltraining ist kein Problem, das sich Hypochondern stellt.

Ist es auch gut für unsere Gesundheit? Ja und nein. Zu schwache Muskeln können zu Rückenschmerzen, Bandscheibenvorfall, eingeklemmten Nerven und unzähligen anderen Schmerzen führen. Unglücklicherweise kann auch Sport zu Rückenschmerzen, Bandscheibenvorfall, eingeklemmten Nerven und unzähligen anderen Schmerzen führen.

Wenn Sie keinen Sport treiben, tut Ihnen alles Mögliche weh und Sie sehen schlapp und häßlich aus. Wenn Sie Sport treiben, tut Ihnen alles Mögliche weh, aber Sie werden ein bißchen besser aussehen (erwarten Sie sich nicht zuviel!). Das ist gut so, denn die

Muskel-Training

Menschen sind immer ein wenig freundlicher zu einem gut aussehenden Hypochonder.

Die altmodischen Muskelübungen früherer Zeit kannten so einfache Übungen wie Liegestütz und Kniebeugen. So etwas können Sie im stillen Heim machen. Aus irgendwelchen Gründen macht das aber niemand mehr, vielleicht weil es einfach zu billig ist, auf dem eigenen Wohnzimmerteppich herumzuschwitzen. Heute geht man in ein Fitness-Center und schwitzt vor dem Spiegel oder gibt ein Schweinegeld für Aerobic-Einpeitscher aus, weil das gerade alle tun und es nachgewiesenermaßen gesundheitsschädlich ist.

Die neuen Maschinen

Nachdem neuerdings die Fitness-Center wie die Pilze aus dem Boden schießen, entstanden auch diverse Trainingsmaschinen aus Chrom und Leder. Diese Apparate, die auf kürzlich entdeckte Skizzen des Marquis de Sade zurückzuführen sind, werden in Räumen mit Spiegelwänden und Plüschteppichböden aufgestellt. In Fitness-Centern sind Leute angestellt, die bereits durch intensives Muskeltraining kosmetisch korrigiert sind, dort halbnackt herumstehen und die Neuen in die Mysterien der Maschinen einweihen.

Der Anblick der Maschinen und der muskulösen Gestalten gibt dem Novizen das Gefühl, er treibe einen höchst ernsten Sport oder befinde sich auf einer Art Sex-Party. Das ist gar nicht zu vergleichen mit den Liegestützen auf der Badematte im CVJM, dem christlichen Verein junger Männer.

Die Vorteile, mit Maschinen zu üben:

1. Wenn Sie mit den Maschinen richtig umgehen, bekommen Sie ein Gefühl der Kraft, einen besser aussehenden Körper und eine ganz neue Bereitschaft, an den Strand zu gehen.

2. Und wenn Sie einfach nur so herumspielen, können Sie andere Leute dabei beobachten, wie sie vor dem Spiegel turnen, eine ganz neue Art von Voyeurismus.

Die Nachteile, mit der Maschine zu üben:

1. Infektionen. Die Maschinen, auf denen viele Leute

Aerobic-Übungen

schwitzen, sind ein idealer Nährboden für Bakterien und Pilze. Ein kräftiger Rücken nützt nichts, wenn er wie verfault aussieht.

2. In die Falle geraten. Bei diesen Maschinen besteht immer die Gefahr, daß sie plötzlich ihren Chrom und ihre Lederriemen zusammenziehen und Sie einsperren und sich weigern, Sie wieder loszulassen. Das ängstigt den Unsicheren und Schlappen, weil da die anderen Muskelmänner herumstehen und lachen. (Nur weil unsereiner zu schwach ist, aus der Maschine herauszukommen!)

Muskeltraining für Kranke

1. Benutzen Sie niemals eine Maschine, die einen Nakkenriemen hat.
2. Wenn Sie die Maschine überhaupt nicht bewegen können, fragen Sie nach, ob es nicht eine Maschine mit Motor gibt.

Aerobic-Übungen

Herz und Lunge bilden das Herz-Kreislaufsystem. Das ist dafür verantwortlich, daß Sauerstoff in den Körper kommt und mit dem Blut in die Muskeln gepumpt wird.

Bestimmte Arten von Übungen stärken das Herz-Kreislauf-System. Man nennt sie auch Aerobic- oder Atemübungen. Die sind leicht zu erkennen: Wenn Sie dabei außer Atem kommen, ist es Aerobic.

Jogging

Das ist trotz Aerobic immer noch die verbreitetste Art, zu trainieren. Das liegt daran, daß es nicht schwer zu erlernen ist. Selbst total unsportliche Leute lernen das innerhalb einiger Wochen. Daher sollten Sie unliebsame Erinnerungen an die Schulturnhalle nicht vom Joggen abhalten.

Vorteile:

1. Hilft Ihnen zu atmen. So verringert sich das Risiko von Herzanfällen.
2. Macht es leichter, einen Autobus zu erwischen. Und wenn Sie ihn nicht erreichen, können Sie immer noch bis zu Ihrer Firma joggen.
(Das trifft übrigens auf alle Atemübungen zu).

Aerobic-Übungen

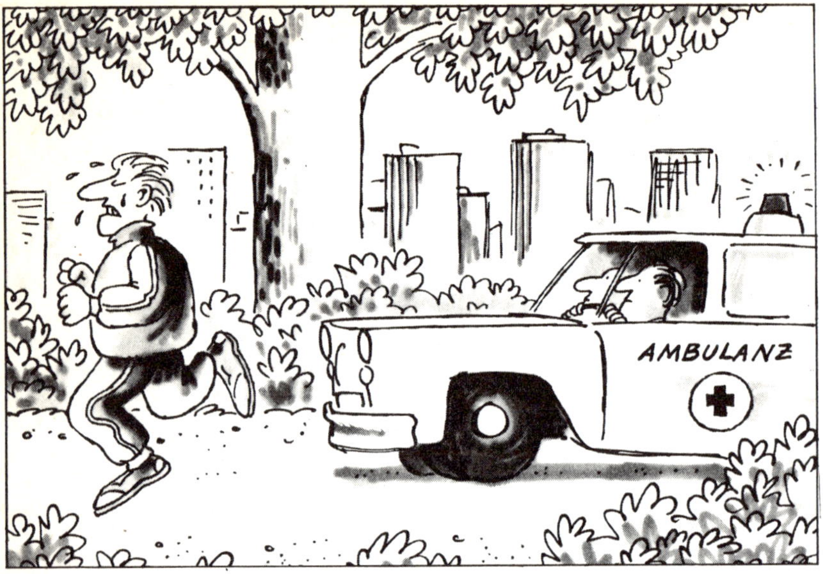

Joggen Sie nie allein

Nachteile:

1. Zerstörung des Muskel- und Knochensystems. Das ständige Herumtrampeln auf dem Asphalt zerstört Ihre Füße, Knie, Hüften, Wirbelsäule und ihr Genick. Jogger leben in einem Zustand ständiger Schmerzen. Sie lächeln nie und sind unglücklich. Ein Hypochonder ist nicht gerne mit Joggern zusammen, weil sie ständig herumjammern.

2. Macht Ihre Wadenmuskeln faserig.

Jogging für Kranke

1. Versuchen Sie es nicht zu schnell. Das nennt man rennen. Sie würden doch niemals rennen wollen. Joggen ist wie spazierengehen, nur wird man durchgerüttelt.

2. Nehmen Sie sich keine zu langen Strecken vor. Lassen Sie andere Leute die zurückgelegten Strecken in Kilometern berechnen, halten Sie sich an Meter.

3. Wenn Sie kein Gerät zur elektronischen Pulskontrol-

Aerobic-Übungen

le besitzen, schwingen Sie Ihre Arme beim Joggen nicht ständig hin und her. Sie müssen doch ständig Ihren Puls nehmen können. Achten Sie auf unüberhörbare Gefahrenzeichen. Heftiges Herzklopfen oder ein Puls über 90 sollte Sie veranlassen, sofort stehen zu bleiben.

Radfahren

Radfahren ist eine Alternative zum Joggen. Es belastet unser Skelett nicht so, aber es verlangt mehr koordinierende Bewegungen als Jogging und auch die Sturzgefahr multipliziert sich.

Vorteile:

1. Sie werden nicht nur gesund, Sie bewegen sich auch noch schnell. Radfahren ist eigentlich eine Art Transport, im Gegensatz zum Joggen, wo die meisten Leute im Kreis herum rennen.
2. Das ganze Gewicht ruht nicht auf Ihren Füßen und Beinen, sondern auf dem Fahrrad.

Nachteile:

1. Wenn das Fahrrad kaputt ist, geht man nicht zum Arzt, sondern zum Fahrradmechaniker. So einem Mann können Sie nichts über Brustschmerzen erzählen.
2. Man muß eine komische Kappe und eng sitzende schwarze Turnhosen tragen.
3. Sie müssen sich mit Autos um die Wette bewegen. Jogger treiben sich in Parks und auf Sportplätzen herum, Sie müssen draußen auf der Straße fahren. Die Verletzungen, die beim Joggen entstehen, sind erträglich, von einem Auto überfahren zu werden nicht.

Radfahren für Kranke

1. Benutzen Sie eine Drei-Gang-Schaltung. Damit haben Sie genug zu tun. Die anderen Gänge brauchen Sie nicht, Sie sollten sowieso nicht mit dem Rad bergauf fahren.
2. Benutzen Sie Ihr Fahrrad nie auf der Straße.

Ballsport

Aerobic-Tänze

Neuerdings sind alle Leute verrückt nach Aerobic-Tänzen. Es verbindet die Vorteile von Musik, Freude und Gesundheit.

Vorteile des Aerobic-Tanzes:

1. Stärkt Herz, Kreislauf und Muskeln. Verleiht außerdem Ihren Bewegungen eine gewisse Grazie.
2. Wenn Sie ein Mann sind, dann bieten die Unterrichtsstunden eine gute Chance, Frauen kennenzulernen. Es gibt dort nur sehr wenige Männer, und alle Frauen tragen Trikots. Auch wenn Sie mit den Frauen keinen direkten Kontakt bekommen, ist diese Form von Sport interessanter als das Joggen.

Nachteile des Aerobic-Tanzes:

1. Wenn es richtige Tänze einschließt, kann das eine Beweglichkeit erfordern, die Ihr Körper wahrscheinlich nicht hat. Der Versuch, sich wie ein Tänzer zu strecken, kann Sie unfähig machen, sich überhaupt jemals wieder zu bewegen.

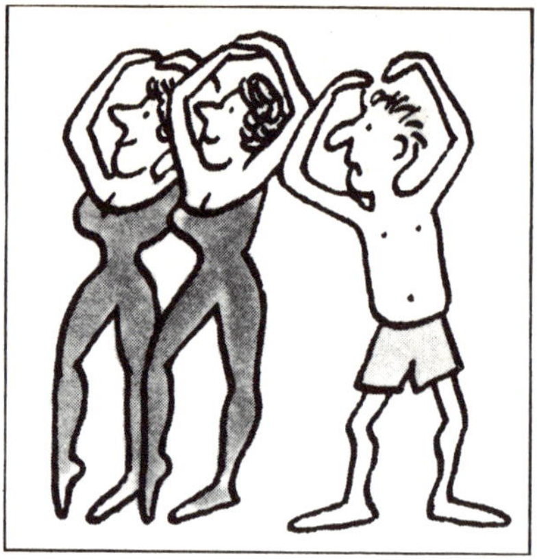

Tanz verlangt Körperbeherrschung

2. Tanzen erfordert noch mehr Geschick als Radfahren. Tanzunterricht kann nicht nur erschöpfend, sondern auch erniedrigend wirken.

Tanzunterricht für Kranke

1. Gehen Sie nicht in solche Gruppen, wo Leute sind, die mit ihren Fingerspitzen ihre Zehen berühren können (das kann zu einer Querschnittslähmung führen!).
2. Tanzen Sie nur Walzer.

Ballsport

Das Üble am Ballsport ist, daß man sehr gesund sein muß, wenn

Ballsport

man es richtig können will, und außerdem spielen muß, wenn man sich eigentlich nicht wohl fühlt. Auch wenn Sie hier und da ein wenig Tennis spielen, ist das für Sie eigentlich mehr ein Zeitverlust. So etwas nimmt dem Ballsport einiges von seinem Glanz.

Machen Sie sich nichts daraus. Die Ballspiele wurden von Leuten erfunden, die vor überschüssiger Energie strotzen und nur ihre Agressionen an anderen abreagieren wollen. Es ist gar nichts Besonderes daran, zu diesen Leuten zu gehören. Sie sterben gewöhnlich an Herzinfarkt, ganz egal, wie viele Tore sie zu schießen vermochten.

Verzichten Sie also ruhig auf diese Art von Sport. Wenn Sie aber irgendwann einmal etwas überschüssige Energie ablassen und Sport betreiben wollen, dann halten Sie sich an Bowling, Tennis oder Golf. Halten Sie sich auf jeden Fall fern von so gefährlichen Sportarten wie Squash oder Volleyball. Sie wollen doch nicht umgebracht werden! Friedliche Sportarten sind Wurfpfeil-Werfen, Crocket, einige Löcher Golf oder Federball. Wenn Sie spielen, dann ist es vielleicht keine schlechte Idee, nur um die Ehre zu spielen, – für Sie geht es schließlich nicht ums Gewinnen, sondern allein ums Überleben.

Medikamente

Der Mensch – und ganz besonders der Hypochonder – lebt nicht nur von Nahrung und Gymnastik. Um am Leben zu bleiben, braucht er auch seine Medikamente.

Und trotzdem, jedesmal, wenn Sie eine Pille einnehmen, spielen Sie mit Ihrem Leben. Lesen Sie nur mal die Gebrauchsanweisung. Da steht zum Beispiel, daß Sie die Pille nicht nehmen dürfen bei Nierenleiden. Wie sollen Sie wissen, ob Sie kein Nierenleiden haben? Oder es heißt, daß Sie mit der Einnahme aufhören müssen, wenn Sie Ohrensausen haben. Das Problem besteht darin: wenn Sie genau hinhören, haben Sie ständig Ohrensausen.

Das Endresultat ist, daß Sie dauernd in einem Zustand der Angst leben. Alle Ihre Krankheiten erfordern die Einnahme von Medikamenten, und alle Medikamente sind gefährlich. Und was noch schlimmer ist, Medikamente beeinflussen sich gegenseitig – und werden von der Nahrung beeinflußt, – und das unvorhersehbar. Antacida, Mittel gegen Magensäure, machen Penicillin unwirksam. Dann gibt es bestimmte Mittel gegen Bluthochdruck, die Sie umbringen können, wenn sie gemeinsam mit Avocados genommen werden.

Was soll der Hypochonder bloß machen? Gibt es ein Leben ohne Aspirin? Was ist eine Erkältung ohne Fiebertabletten? Vielleicht geht das. Aber wer will das ausprobieren, um sicher zu sein? Aus dieser Situation gibt es keinen narrensicheren Ausweg. Aber Sie müssen sich zumindest stets auf

Beipackzettel

dem laufenden halten. Auch in Ihre Handtasche gehört immer die Rote Liste, ein Buch, in welchem sämtliche Medikamente verzeichnet sind. Das macht die Medikamente nicht weniger bedrohlich, aber zumindest wissen Sie, was auf Sie zukommen kann.

Wie man einen Beipackzettel liest

Bevor Sie sich in ein Studium der Medikamentenlehre stürzen, müssen Sie erst einmal herausfinden, was Sie da überhaupt einnehmen. Hier hilft das Lesen des Beipackzettels weiter.

Medikamente auf Rezept

Versuchen Sie nicht, aus dem Rezept Klarheit zu gewinnen. Ärztehandschriften sind unleserlich und dienen nicht Ihrer Information, sondern der des Apothekers. Genauso geht es Ihnen auch mit den chemischen Bestandteilen. Die pharmazeutischen Fabriken haben eine Geheimsprache, die auch die meisten Ärzte nicht verstehen, deshalb gibt es ja Handelsnamen.

Suchen Sie sich lieber einen jüngeren Apotheker (die haben noch nicht alles aus ihrem Studium vergessen) und lassen Sie sich gründlich aufklären. Und nicht vorher aufgeben, bevor Sie alles verstanden haben. Die Apotheker sind per Gesetz verpflichtet, Ihnen jede Frage befriedigend zu beantworten.

Freie Medikamente

Frei verkaufte Medikamente enthalten oft sehr viel ausführlicher Informationen, vor allem wenn sie homöopathisch sind. Lesen Sie den Beipackzettel mehrmals gründlich durch, bis Sie jedes Detail erkannt haben. Die wichtigsten Abschnitte sind:

Nebenwirkungen: Diesen Abschnitt müssen Sie als erstes lesen. Wenn da zum Beispiel steht: „Nicht in Reichweite von Kindern aufbewahren!", dann ist das Medikament gefährlich, nehmen Sie es nicht.

Wechselwirkungen mit anderen Medikamenten: Da steht zum Beispiel: „Nehmen Sie dieses Medikament nicht zusammen mit Feigen ein". Oder es steht da, daß es nicht gleichzeitig mit bestimmten Antibiotika, Mitteln gegen Blut-

Medikamente

hochdruck oder Mitteln gegen Depressionen genommen werden darf.

Nachdem es aber höchstwahrscheinlich ist, daß Sie an Bluthochdruck oder an Depressionen oder an einer Infektion leiden, sollten Sie jede Krankheit nacheinander ausheilen. Nachdem keine Krankheit von selber aufhört, haben Sie Zeit, sie der Reihe nach zu behandeln.

Dosierung: Nehmen Sie immer etwas weniger ein, als da steht. Als Hypochonder sind Sie empfindlicher als andere Menschen.

Anwendungen: Hier lesen Sie, wie Sie ein Medikament einzunehmen haben, und manchmal, wie oft. Anschließend steht da: „Oder nach ärztlicher Anweisung". Rufen Sie sofort Ihren Arzt an. Fragen Sie ihn nach seinen Anweisungen. Wenn er unfreundlich wird, sagen Sie ihm, so stehe es auf der Packung.
Merke: Wenn auf der Packung steht: „Muster. Nur zu Erprobungszwecken. Unverkäuflich", melden Sie Ihren Apotheker dem Landeskriminalamt – und dem Gesundheitsministerium. Heben Sie sich aber ein paar Tabletten auf. Sie könnten eine neue Behandlungsmethode für eine Krankheit sein, die Sie noch nicht haben.

Gängige und gefährliche Medikamente

Erst war es das beste, Medikamente zu schlucken, wenn man gesund werden wollte – über Jahrzehnte waren Kopfschmerztabletten die wichtigsten Mittel für den Hypochonder, sie nahmen sie ein, wie andere Leute Erdnüsse. Seit feststeht, daß Medikamente, – in welcher Form und zu welchem Zweck auch immer – grundsätzlich nicht völlig ungefährlich sind, macht das Pillenschlucken wirklich keinen Spaß mehr. Wenn Sie gezwungen werden, weiter um des lieben Friedens wegen Schmerzmittel einzunehmen, schlucken Sie am besten Kindertabletten, die nach Orange schmecken. Sie werden sich sicherer fühlen.

Andere weit verbreitete Medikamente können auch gefährlich sein:

Grippetabletten. Bei einer Erkältung brauchen wir einfach Grippetabletten. Dabei wissen

Medikamente

alle Hypochonder genau, daß eine Warnung auf der Packung steht: ,,Kann zur Benommenheit führen, nicht Autofahren und keine gefährlichen Maschinen bedienen!"

Das bedeutet, daß Sie Ihre Finger von Küchengeräten lassen müssen. Andere Maschinen, die Sie zu meiden haben, sind Rasenmäher (mit und ohne Motor), Schreibmaschinen, Fernseher und Haarföne.

Grippetabletten können auch Heiterkeit bewirken, nicht aber Nervosität, Angst oder Unruhe. Daraus müssen Sie den Schluß ziehen, daß Sie niemals Grippetabletten einnehmen dürfen, wenn Sie mit erfreulichen Nachrichten rechnen. Zum Glück müssen Sie selten mit guten Nachrichten rechnen.

Valium. Diese kleinen gelben Tabletten sind zu einem der meistverwendeten Beruhigungsmittel geworden. Nehmen Sie die nicht, wenn es sich vermeiden läßt. Davon können Sie süchtig werden. Und was noch schlimmer ist, sie verringern den Geschlechtstrieb. Hypochonder brauchen nichts, um ihren Geschlechtstrieb zu verringern.

Placebos. Ein Placebo ist eine Tablette ohne jede medizinische Wirkung. Sie wird an Patienten mit der Behauptung ausgegeben: Das ist Penicillin – oder Valium, oder ein Schmerzmittel. Ärzte verteilen manchmal Placebos an Patienten, wenn Sie deren Beschwerden für übertrieben halten. Das kann Ihnen als Hypochonder auch sehr leicht passieren.

Wenn Ihnen das passiert, regen Sie sich bitte nicht auf! Es gibt nämlich den wohlbekannten ,,Placebo-Effekt". Manche Krankheiten reagieren auf Placebos ganz genauso, wie sie auf ein richtiges Medikament reagieren würden. Die Gefahr liegt in den Nebenwirkungen des Placebo-Effektes. Nachdem jedes Medikament ja eine Nebenwirkung hat, muß natürlich auch der Placebo-Effekt eine haben. Und die ist leider bisher noch nicht erforscht worden.

Medikamente

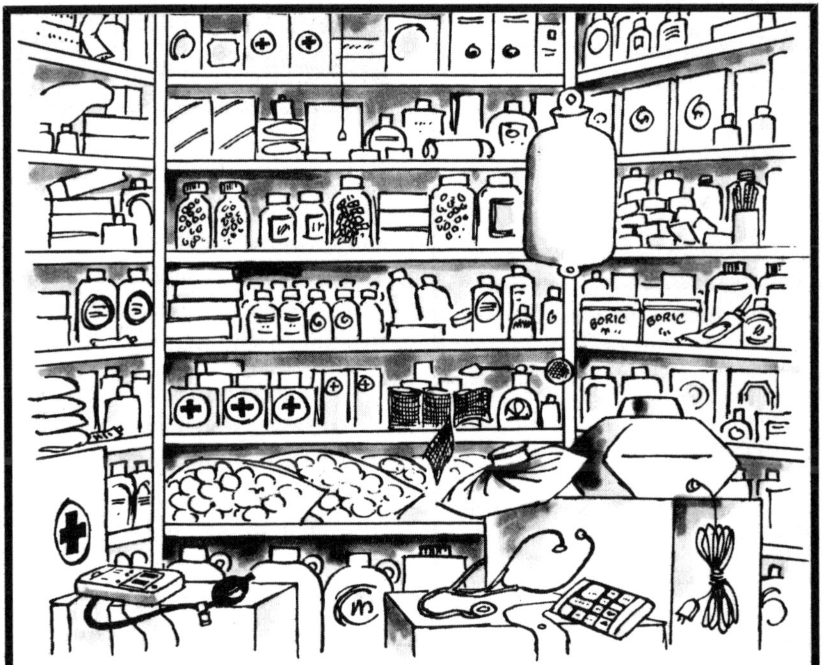

Das Medizinschränkchen des Hypochonders

Bei Kopfschmerzen:
Aspirin
Tylenol
Eispackungen

Bei Erkältungen, Grippe, rauhem Hals und Lungenentzündung:
Antibioticas
(Penicillin,
Achromycin,
Ampicillin,
Chloromycetin,
Polycillin,
Sumycin)
Wärmflasche
Thermometer
Luftbefeuchter

Bei Herzkrankheiten:
Stethoskop
Stoppuhr
Blutdruckmesser
Pulsmesser
Digitoxin

Bei Verletzungen:
Jod
Mercurochrome
Merthidate
antibakterielle Salben
Verbandszeug
Tupfer
Aderpressen
Gaze
Eispackungen

Für den Aufenthalt im Freien:
Sonnenöl
Anästhetikum
Insektenstift
Benzoesäure
Mittel gegen Schlangenbisse
Mittel gegen Untertemperatur
(warme Decken,
Thermosflasche,
eine attraktive
Freundin)

Bei Magenbeschwerden:
Bullrich Salz
Magenbitter
Sprudel

Wenn Sie sich unglücklich fühlen:
Sprudel
Mozart LP
Valium

Bei einem Übermaß an Glück:
Valium
Mozart LP
Thorazine

Bei Schock und Enttäuschung:
Thermosflasche
Thermometer
einen Stoß warmer
Decken

Medikamente

Wie man eine Tablette einnehmen soll

Wenn Sie erst einmal wissen, was Sie einnehmen und die Furcht vor den Nebenwirkungen des Medikamentes besiegt haben, bleibt Ihnen nichts weiter übrig, als es einzunehmen.

Trockene Tabletten. Das sind Pillen, die nicht als Kapsel eingenommen werden müssen. Sie schmecken schauerlich, daher ist der Wunsch groß, sie ganz schnell herunterzuschlucken. Legen Sie sie ganz hinten auf Ihre Zunge.

Rutschige Tabletten. Das sind Kapseln. Sie werden nichts schmekken, solange Sie die nicht zerkauen, was Sie nicht tun sollten. Der fehlende Geschmack erleichtert die Einnahme, aber sie sind oft sehr groß. Legen Sie sie immer so auf die Zunge, daß sie auf der direkten Verbindungslinie zwischen Lippen und Halseingang liegen.

Wasser. Haben Sie immer ein großes Glas Wasser zur Hand. Nichts ist schlimmer, als ohne Wasser dazustehen und eine grauenhaft schmeckende Tablette im Mund zu haben. Füllen Sie Ihren Mund mit Wasser, legen Sie den Kopf in den Nacken und schlucken Sie. Wenn Sie die Pille in Ihrem Mund verlieren, spucken Sie nicht alles in den Rinnstein und geben Sie nicht auf. Trinken Sie solange weiter Wasser, bis Sie keinen unangenehmen Geschmack mehr im Mund spüren. Selbst wenn sich die Pille aufgelöst hat, haben Sie immer noch genug davon heruntergewürgt.

Wechselwirkungen von Medikamenten

Die gegenseitige Beeinflussung der Medikamente aufeinander kann enorm gefährlich sein, der klassische Fall sind Barbiturate und Alkohol. Andere Wechselwirkungen sind weniger bekannt.

1. Valium und Kamillentee. Beides sind extrem starke Beruhigungsmittel. In Kombination stimmen sie, wie man so sagt, milde. Der medizinische Fachausdruck dafür ist katatonisch. Wenn Sie merken, daß Ihnen die Knie weich werden, haben Sie eine Überdosis geschluckt.

2. Antidepressiv wirkende Medikamente und Partys. Wenn Sie auf eine fröhliche Party gehen und ein Antidepressivum schlucken, können Sie krankhafte Glücksgefühle bekommen. Das kann so weit gehen, daß Sie sich selbst umarmen.

3. Muskelentspanner und Kaffee. Sie fühlen sich wach und angespannt, und Ihr Körper fühlt sich wie ein zu

Medikamente

lange gekochter Spaghetti. Das ist nicht nur ungemütlich, so können Sie eine gespaltene Persönlichkeit bekommen (siehe auch Gemütsleiden).

Wie lange es noch dauert, bis Sie sterben?

Wir wissen alle, daß Rauchen Ihre Chancen erhöht, Lungenkrebs zu bekommen und daß es auch noch andere Risikofaktoren gibt, die zu anderen Krankheiten führen – wie Bluthochdruck und Herzinfarkt. Aber das sagt nichts darüber aus, was wir wirklich wissen wollen: Wieviel Zeit bleibt uns noch?

Sogenannte „gesunde" Leute werden eine solche Frage beiseite schieben. Hypochonder denken darüber ununterbrochen nach. Der folgende einfache Test sagt Ihnen, wann Sie sterben werden. Beantworten Sie alle Fragen mit „Ja" oder „Nein".

JA	NEIN	
☐	☐	*1.* Haben Sie jemals geraucht?
☐	☐	*2.* Trinken Sie jemals Alkohol?
☐	☐	*3.* Haben Sie öfter als einmal in der Woche Geschlechtsverkehr?
☐	☐	*4.* Hatten Sie jemals eine Erkältung?
☐	☐	*5.* Ist in Ihrer Familie schon einmal jemand gestorben?
☐	☐	*6.* Glauben Sie, daß Sie an Bluthochdruck leiden?
☐	☐	*7.* Machen andere Menschen Sie ärgerlich?
☐	☐	*8.* Machen Sie andere Menschen ärgerlich?
☐	☐	*9.* Machen Sie sich viele Sorgen?
☐	☐	*10.* Arbeiten Sie in einer chemischen Fabrik?
☐	☐	*11.* Sind Sie geschieden?
☐	☐	*12.* Sind Sie verheiratet?
☐	☐	*13.* Sind Sie allein?

☐ ☐ *14.* Sind Sie ein Mitglied des organisierten Verbrechens?
☐ ☐ *15.* Hassen Sie es, Sport zu treiben?
☐ ☐ *16.* Lieben Sie Essen?
☐ ☐ *17.* Leben Sie Diät?
☐ ☐ *18.* Essen Sie ab und zu oder ständig Fleisch?
☐ ☐ *19.* Halten Sie ungeschälten Reis für langweilig?
☐ ☐ *20.* Essen Sie Sushi?
☐ ☐ *21.* Essen Sie Mayonnaise?
☐ ☐ *22.* Nehmen Sie Sonnenbäder?
☐ ☐ *23.* Sind Sie jemals verreist?
☐ ☐ *24.* Haben Sie jemals Insektenspray benutzt?
☐ ☐ *25.* Haben Sie jemals Möbelpolitur benutzt?
☐ ☐ *26.* Mehr als einmal?
☐ ☐ *27.* Waren Sie jemals im Wartesaal des Hauptbahnhofes?
☐ ☐ *28.* Mehr als einmal?
☐ ☐ *29.* Nehmen Sie irgendwelche Medikamente?
☐ ☐ *30.* Sind Sie in ärztlicher Behandlung?

Um den Test auszuwerten, zählen Sie als erstes alle Ihre Antworten mit „Ja“. Geben Sie sich für jedes „Ja“ 4 Punkte. Teilen Sie die Gesamtzahl der Punkte durch zwei und ziehen Sie diese Zahl von 70 ab. Das ist das höchste Alter, was Sie erreichen können.

Beispiel: 10 Jas (Gesundheitsfanatiker!!) sind viermal zehn gleich vierzig. Durch 2 teilen ergibt 20. Das abgezogen von 70 ergibt 50 Jahre.

Wenn Sie bei diesem Test herausfinden, daß Sie bereits vor Jahren verstorben sind, gehen Sie sofort zum Arzt.

Wenn Sie auf die Fragen 10, 14 oder 21 mit Ja geantwortet haben, brauchen Sie gar nicht erst rechnen, Sie werden vermutlich innerhalb eines Jahres sterben.

Wenn Sie auf alles mit Nein geantwortet haben, dann haben Sie ein sehr langes, sehr eigenartiges Leben vor sich. Sie können es auch seinlassen.

Titel der amerikanischen Original-Ausgabe:
„First aid for hypochandriacs",
erschienen bei Workman Publishing New York, 1982
ISBN 0-89480-173-2 (pbk.)

Entwurf des Titels und des Buches: Paul Hanson
Titelillustration: Paul Hanson

Übersetzt von C. J. Frank unter Mitarbeit von
Dr. Michael Funcke

Printed in Italy
ISBN 3-920954-32-7